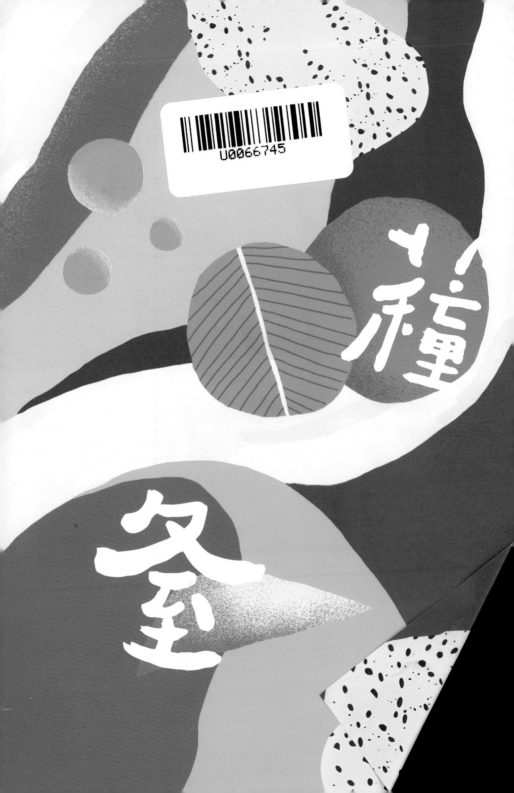

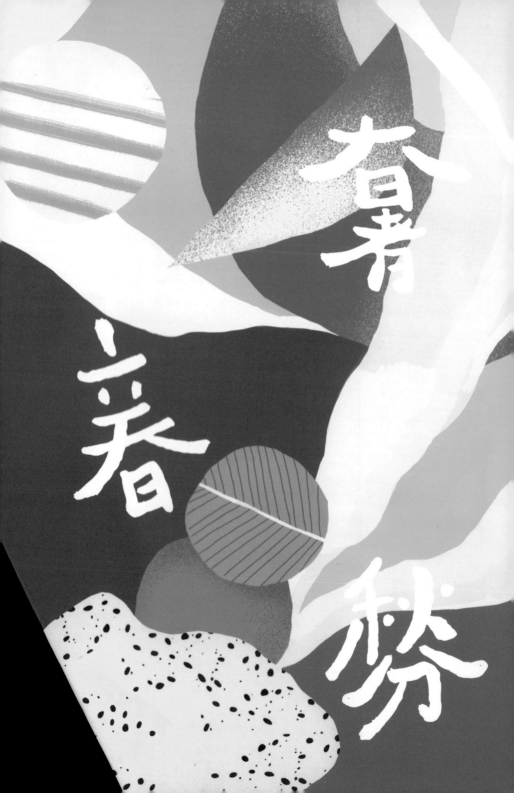

喝對，就是養生

天一本草的真心與創新

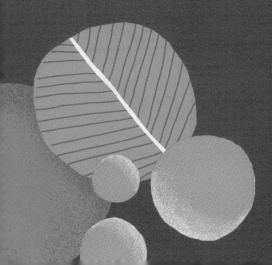

在追求富裕發展的前提之下

有沒有機會兼顧完善社會與提高人文？

聆聽 上海向陽公益基金會理事長 的見解

走在大健康路上的廿四芳

> ❝ 24 節氣之美如何融入現今社會經濟，成為近年
> 中醫藥相關產業發展之重要議題。 ❞

　大健康的題目太廣泛，而從生活做起，就具體到了每個人。天一本草，正是如此。

　從老祖宗的神農百草起步，自《金匱要略》，再到《本草綱目》，世人最關注的是「疾病如何施治」，然天一本草關注的是遵循老祖宗的養生之道，適時預防，身強神壯，遠離百病。

　我們上海向陽公益基金會自成立之日，一直在農業發展、社會健康、文化藝術這三個領域遊走，尋覓著最有效、最有道理的良方來改善社會的不足，提高社會與百姓的生活品質。三領域看似風馬牛不相及，卻都緊緊圍繞著「健康」二字。然這些領域涉及方方面面，非有家國情懷的執著沒有後盾支持，非有良好體力與旺盛精神不能堅持，非有良師益友且同道中人的合力則更不能發揚光大。家父道涵老先生，20年前就不斷鼓勵我，再有難度也一定要堅持下去，因為這是社會大事。

2011 年結緣廖正豪先生。他從官場辭職裸退，02 年成立台灣向陽公益基金會，對社會公益非常用心，種種建樹引發了我對未來的思考。自上世紀中葉至今，兩岸分治大半個世紀。雖各自都有不同的經歷與感受，兩岸百姓卻在面臨各種挑戰之中，以自身強壯的生命力與堅韌的努力換得了不同的社會成果。如何能夠把海峽兩岸的智慧與經驗結合起來，共同致力於完善社會與提高人文，共同富裕共同發展，成就一個屬於全體華人，為世界人民做出更多貢獻的完整民族與國家？

　　基於此念，我和辜振甫的女兒辜懷群於 2011 年在上海成立了「上海向陽公益基金會」。與台灣向陽公益基金會相呼應，一起致力於我們共同的目標，實現共同的理想。

　　與天一本草董事長陳慧娟的認識，緣起於去年（2019）到訪南沙，受邀參與「亞太聯盟國際品牌中心大廈奠基暨產業落戶簽約」。在亞太聯盟總商會創辦人楊盛春的極力推薦，陳慧娟來到我上海的寓所造訪。我強烈感受到她的理想主義，使得第一次交談就持續了近 5 個小時，還點了外賣在寓所簡餐，以節省時間多交流。她是這個時代少見的剛正不阿、有魄力、具前瞻性的企業領導者，在資本當道的今日，像她這樣的理想之人，實不多見。尤其，陳董所代表的天一本草推動之專案，正是「中醫＋中藥＋養生」的大健康理念，這與我輩發起上海向陽公益基金會的理想不謀而合。同道之人，難得！

中國 24 節氣於 2016 年正式入選聯合國非物質文化遺產，節氣之美如何融入現今社會、經濟和環境的可持續發展性，成為近年醫藥相關產業發展之重要議題。天一本草以「廿四芳」主打漢方機能性飲品品牌的實體店鋪，先後進駐寧波市鳴鶴古鎮、青島市即墨古鎮，此舉乃是於極具歷史意義的古城中開創新局勢，新舊之間所產生的激盪，可以想見。事實上，「廿四芳」於鳴鶴古鎮初試啼聲之時，品牌聲量便打得極響亮！因為陳董不單單是開店做生意而已，更是力求將企業文化導入員工身心靈，所以要成為廿四芳團隊的一員，每天早上開業前要念弟子規，還得打太極或做高壓增氧功，讓體內血管的氧氣增加。聽陳董說：「做健康事業的人，怎能不照顧好自己的身體健康？」同時，他們也致力推出各種宣導活動，就是要與當地人和旅客互動，進行向下扎根。

一位董事長身分的人能放下身段，樂於站在第一線服務顧客、宣導藥食同源的養生之道。感受得到，她是相當熱衷於自己現在在做的事。當然，陳慧娟也清楚，如果要在大陸長久發展，單靠台灣的草本原物料是不夠的，落地生根刻不容緩，所以她走訪各地農戶尋找有機草本植物，也親身走入 GMP 飲片廠瞭解製程與大陸規範。在在顯示陳慧娟骨子裡那種台灣人苦幹實幹的精神。作為基金會，我們也正在計畫將此納入鄉村振興工作，在保證優質草本植物供應的同時，提高當地山區百姓的收入，將廿四芳的理念同樣植入與農民心中。

品牌經營，向來不是一件簡單的事，更不用說要在一個堪稱古老的產業裡尋求創新。身為基金會理事長，我們將盡全力支持陳董，推動廿四芳的長足發展。

　　集千家萬戶之合力，讓社會大眾接受「廿四芳」的理念，中華之健康民族才能更茁壯發展。

上海向陽公益基金會理事長

汪致重

為什麼天一本草

是 21 世紀最值得關注的品牌？

聆聽 崑山科技大學企業管理系所主任 的見解

不忘初心的本草生活

> 66 不急於擴張，堅持維持初心，拒絕投資家的
> 誘惑。只用高品質原料，注重深化員工的文
> 化與人格底蘊。 99

　　與慧娟結緣，大約是 2013 年辦理校園業界講師課程時，透過朋友的介紹，邀請她擔任崑山科技大學企業管理系所之一日業界講師。初見面時對她的印象，除了是一位做事嚴謹踏實的企業家外，更強烈感覺到慧娟對中藥有深厚的感情；儘管當時她只是剛從加拿大回台接掌天一藥廠的事業體，過去並非長期從事中藥相關的產業。而今藉著為文作序的契機讀完這本半自傳體的書，了解到慧娟自小源於中藥世家的薰陶，從心理潛移默化中融入了她的生活與心靈，才有今日的「天一本草」。

　　2018 年春，還有一個不可思議的緣分，在本系碩班的就讀名單中，竟然出現了「陳慧娟」的名字，並經確認就是天一藥廠的董事長。當初心目中一直認為她不僅僅是學生的業界導師，也是我學習的對象，但她卻願意放下既有的豐富社會經歷與事業經營成就，回到校園虛心學習。尤其在求學進修期間，慧娟開展事業的腳步從未停歇，於寧波

的鳴鶴古鎮開始「天一本草」的初始運作與「廿四芳」的品牌經營。為了不錯過每周課程，都還是千里迢迢從大陸飛回台北，再從台北風塵僕僕南下台南上課。

上課的過程中絲毫未顯露出疲態，反之精神抖擻，推著她的老花眼鏡，聚精會神的做筆記並熱烈參與討論。每每於課堂間體會到一個新觀點時，她會說：「老師你等我一下」接著，立即用手機通訊軟體和公司幹部聯絡分享「新觀點如何運用到新企業模式」；也多次將課堂的討論互動主題及體驗，帶到公司的經營團隊會議及教育訓練。

如此真誠的學習態度且即刻行動的執行力，讓擔任教師逾30年的我，內心原本已經逐漸被年輕大學生澆熄的熱情，重新點燃火苗。對慧娟來說，碩士學位其實不重要，她要的是有所啟發的知識。這樣的精神，在在於其所新創的天一本草事業中流露無遺。

視中草藥生活化為依歸，以「飲品」概念切入全球市場，是她提出來並落實的新價值主張與商業模式。我有幸身為她的論文指導教授，與其深入探討此一創新經營模式下的各項關鍵細節，更進一步感受到哪種對老祖宗知識寶藏傳承的心念。慧娟一直都不是個生意人，談吐間總是強調不要急於擴張，拒絕投資家誘惑，堅持維持心中的高品質及深化員工的文化與人格底蘊，才能往外開始發展。

因此我們看到一家剛進入市場的企業，竟然花很長時間讓員工研讀經典，同時引導員工建立身心靈平衡與健康生活方式，讓對顧客的價值主張先落實在員工的身上及其家庭。一個完全不急著追求快速損益平衡，不盲目於大資金挹注的扎根經營方式，是目前新創事業難得見到的典範。就如慧娟自已所説的：「我不喜歡做太容易的事。」這樣的精神，與我擔任崑山企管系所主管 10 年以來，秉持「以人為本、從心出發」的系所理念完全相符。一個組織最重要的是「人」，一個人最重要的是「心」。一個企業的樣子，完全反映出領導者的人格，一個人的人格來自於領導者的的初心。

　　這幾年來，我多次帶領學生參訪位於台南官田區的天一中藥生活化園區及友善大地。不僅對中草藥生活化、現代化留下深刻印象，也讓年輕學子對傳統中草藥創新經營有全新看法。同一時間，我有機會參與本院系推動大學社會責任計畫，剛好也深耕了官田循環經濟與無毒友善耕作的運作模式，深深覺得這個社會進步的價值，不再是快速的經濟繁榮、高速消費。「吃少一點、吃好一點，用少一點、用好一點」是我在課堂上推廣的價值觀念，亦是對所有為這塊土地認真付出的人應有的尊重，也是人類重新思考生活價值的起點。

　　為撰寫此一推薦序，細讀本書的過程，回憶起我父親一生經營中藥行，他雖已退休我也沒有繼承家業，但兒記憶逐漸湧現：那個冬天進補的滋味，那個半夜起身為我們煮藥的身影。這些逐漸被我遺忘的中

藥味道，於慧娟對中藥的堅持與投入熱誠，再度被喚起。在這個追求
商業利益的潮流中，有幸參與一個高品質的草本飲品市場建構，不僅
是個人的榮幸，也真心希望健康的創新飲品能對社會有一些貢獻。這
個時候腦海突然出現我父親教我用台語發音的，二十四節氣歌：

春雨驚春清谷天，夏滿芒夏暑相連。

秋處露秋寒霜降，冬雪雪冬寒又寒。

跟著大自然生活，原來就是健康的本質。

崑山科技大學企業管理系所主任
呂德財

傳承老祖宗的智慧不易

如何於新世界的變局中找到求勝之道？

聆聽 大葉大學生物科技暨資源學院院長 的見解

傳承老祖宗智慧開闢新未來

> ❝ 唯有站在傳統的基礎上迎向創新，師古而不泥古，不管是科技運用面、經營行銷管理面等等，才能將祖先留下的文化瑰寶發揚光大。❞

先賢有云：「以銅為鑑可以正衣冠，以史為鑑可以知興替。」傳統文化代表著民族先民生存的軌跡，中醫藥文化乃中華民族賴以生存的文化瑰寶，是可以推向世界的一大民族特色。

隨著時代的進展，科技的發達，中醫藥的傳統經驗也不斷地被瞭解。傳統中醫藥的傳承，常常憑藉著師徒或父子世代相傳，時間的千錘百鍊之後屹立不搖，仍能不被日新月異的現代科技所取代，代表著其深植於生活，與民族的文化繁延密不可分的特質。

然而人類文明不斷進展，東西文化持續交流，面臨快速巨變的大時代，固守傳統，一成不變，已不符合時代潮流，唯有站在傳統的基礎上迎向創新，師古而不泥古，不管是科技運用面、經營行銷管理面等等都需要精進提升，才能將祖先留下的文化瑰寶發揚光大。

我認識的陳慧娟董事長出身中藥世家，創設天一本草，從台灣出發的茗京萃，立足鳴鶴古鎮的廿四芳，發展草本飲品文化，結合現代科技與管理，這正是繼承中醫藥傳統，敢於挑戰、創新的典範寫照。因以為序，表彰其繼往開來之胸懷與努力，足為後進來者之表率。

大葉大學生物科技暨資源學院院長

張世良　謹識　2019 年 12 月 1 日

彌補西醫不足

尋求中醫藥調理之法有解方？

聆聽 高雄榮民總醫院院長 的見解

開創中草藥文化藍海的領航人

> ❝ 她投入這行不是為了金錢,而是為了「堅持理念」,將傳統中醫「上醫治未病」的養生概念變成大眾健康能受惠的實質產品。 ❞

　　與慧娟家庭認識至今 40 年,最初相識時,我還是醫學院剛畢業的學生,與慧娟的先生張啟銘醫師是同學。當時的慧娟正如其名,是個忙碌又賢慧的家庭主婦,在同學大嫂群裡,慧娟總是顯露開朗明快性格,我們本以為那是台南媳婦訓練得好,尚未意識到慧娟所擁有的企業家潛質。

　　慧娟於 1994 年隻身帶著兩個孩子移民加拿大魁北克(法語區),甚至獨自在當地開了一間很成功的商店,可謂是她於商業市場的初試啼聲。不論這商店的經濟規模大小,令大家刮目相看的是:每個移民家庭在初期不都是「淒風苦雨、怨聲載道」,而慧娟卻在經驗、法律甚至語言都不全備的狀態下,能做出這樣的決策,她在我心目中的形象,已從同學賢慧的妻子轉成一位成功的企業家。

　　2007 年慧娟從加拿大返台。後來我們才得知主要是因為她的父親健康狀況下滑,家傳的老字號中藥生技公司天一藥廠面臨二代接班在即。

　為了協助小弟順利接班，慧娟毅然決然扛起重擔投身家族企業，從 0 開始。10 年功夫，帶領藥廠持續邁向更高目標的挑戰，充分展現出優異企業經理人的前瞻性及執行計畫的能力。正如她於書中所說，投入這行不是為了金錢，而是為了「堅持理念」，將傳統中醫「上醫治未病」的養生概念變成大眾健康能受惠的實質產品。

　我從身為醫學中心心臟專科醫師的角度來看，西醫在處理病患眾多的症候及主訴方面，我們的訓練是不夠完整的，甚至可以粗糙到只要組織或器官功能尚能運作，我們常給的建議是「與它和平共存」，這還是本著良知把問題留給身體去調理，但有些醫師就會以影像學或生理學檢查結果捉風捕影，大膽的使用藥物、激素甚或開刀。西醫的養成訓練中鮮少有「調理」的概念，這正是現代醫學所不足之處。例如：在心臟科門診看到許多更年期婦女有心悸、胸悶、睡眠困擾甚或憂鬱症，部份婦女輔以中醫調理，因此獲得緩解。

　慧娟本身也是受西醫訓練，在中醫藥方面又家學淵源，再加上開過月子中心的經驗，她的調理組合概念實在大大彌補了西醫之不足。在細讀了她的大作之後，讓我更驚訝的是天一藥廠的明星產品竟有十餘種之多，大多數是補了西醫之不足，比方說六味地黃丸、龜鹿二仙膠等，都是通過 GMP 廠的製造流程，多面向的提供不同年齡層、各類族群的調養需求。

長久以來，慧娟令我欽佩的是對理念的堅持，在材料來源的取得及製作過程都堅持古方原味，不肯妥協以添加物來增加產品取悅度或價錢，以共好之概念結合了無毒小農，親自拜訪嚴選合作對象，以確保原料的純正與安全。此外，她的創新能力和市場敏感度，掌握了現代健康飲品的新潮流，其所開創的二十四節氣漢方機能性飲品，相信未來勢必蓬勃發展。

　　我曾在台北的茗京萃用過好吃的排骨麵（龜鹿藥膳餐，是沒中藥味的好湯頭）、杏子醇奶，都是市面上非常難得的原汁原味。最令人難忘的是京府藥膳蛋，但聽說光製作過程超過 48 小時，我也不好意思說要打包回去與家人分享，希望讓別人也有機會品嘗這好味道。

　　相信在不久的將來，我們可以在中藥及飲品雙紅海的領域中，看到慧娟會是一位充滿朝氣的開創型領航人。

高雄榮民總醫院院長暨心臟專科醫師
劉俊鵬

何以馬雲說：

「下一個能超過我的人，一定在大健康產業」？

聆聽 花蓮慈濟醫院職業醫學科主任 的見解

遵循藥食同源落實預防醫學

> **出身中藥世家，創設天一本草，發展草本飲品文化，結合現代科技與管理，這正是繼承中醫藥傳統，敢於挑戰、創新的典範寫照。**

「財富」和「健康」是芸芸眾生一輩子都在努力追求的，但「死生有命、富貴在天」，財富和健康似乎不是個人可以決定。而台灣諺語：「錢四腳、人兩腳」，更說明你拼命想賺錢，不一定賺得到錢；錢找上你，你才會有錢。這輩子認識不少朋友，耕耘於各行各業，這之中只有「阿娟」似乎沒有很認真想賺錢，但錢自然會找上她。

出身台南傳統中藥廠的大家閨秀，應是端莊、保守的個性；事實上，她一直在挑戰自己，從率風氣之先，開坐月子中心；移民加拿大溫哥華，開商店、做房地產，財富悄然累積。同時加拿大的生活經驗，讓阿娟開始思考「老祖宗流傳下來的複方智慧，如果能朝生活化的方向發展，貼近一般人的日常，肯定大有所為！」

傳統中醫師透過望、聞、問、切，診斷出「證型」，再應用中藥的「性味歸經、君臣佐使」治療疾病；看起來非常複雜，讓人望而卻步，如能貼近日常，的確大有可為。

2008 年，阿娟開始參與天一藥廠的經營，從董事長特助做起，而後接任總經理、董事長。為深入了解中醫藥，開始研讀《黃帝內經》，從而體認「養生的智慧在於瞭解人類與自然界之間的關係，順應自然界的運行規律，培養自身能量，即是避免疾病、健康延年的養生之道。」

在阿娟的主導下，遵循「藥食同源」的古訓，在科學中藥製藥的根基之上，以「天一本草」品牌，應用天然草本陸續開發出愛小月的調理組合、生理期調理的果茶、家常燉補的十全四物飲、滋補養生的龜鹿御品等嶄新產品。由於好吃、方便，貼近庶民日常需求，受到市場青睞。同時結合科技技術，應用人工智慧偵測出人體的體質和狀態，推薦合適的飲品。

身為職業醫學專科醫師，主要的工作之一就是在職場上為不同職業型態、工作內容、作業流程的工作者，進行健康風險評估與風險管理。行醫多年的經驗發現，除了各式各樣的職業病，最常見體重過重、血壓高、血糖高、血脂代謝異常等問題，這些異常皆是造成癌症、心血管疾病、腦血管疾病的重要風險因子。而人體每天都在新陳代謝，把老化、壞死的細胞排出體內，再以吃進去的食物製造新的細胞，所以如果人們喝的東西、吃的食物是健康的，人體自然會健康。

阿娟以天然草本所研製的這些飲品、燉補、滋補養生的製劑，我們

好好應用，將可「喝出健康、吃出健康」，有效達到預防保健的目的。讓我們拭目以待，這位天然有錢的女強人，為我們帶來欣欣向榮的日常預防醫學生活觀！

花蓮慈濟醫院職業醫學科主任
暨慈濟大學醫學院兼任教授
劉鴻文

面對家族事業、二代接班
如何創新升級從轉型中找活路？

聆聽 曼都國際集團董事長 的見解

探索企業轉型及重塑的管理心法

> **❝** 堅持「以人為本」的理念，致力建立友善社會、珍惜員工、造福事業夥伴，以及真心對待消費者的企業價值，值得欽佩。 **❞**

　　相當榮幸能為天一本草董事長陳慧娟的新書撰寫序文。天一藥廠深耕中醫藥領域多年，創辦人秉持著懸壺濟世的精神，依循古法、堅持生產天然無添加的藥方，從加拿大歸國的陳董事長承襲前人理念，並決心帶領藥廠走向改革創新之路，創造中醫藥科學的新價值，實為創業家之楷模。

　　天一藥廠所生產的科學中藥陪伴台灣走過數十載時光，陳董事長延續父親的創業精神，推動藥廠轉型「天一中藥生活化園區」，提倡中草藥知識，讓社會大眾更加了解國內中草藥發展。此外，她不忘放眼國際，將中醫藥理念發揚至大陸、馬來西亞等海外市場。為落實「中藥生活化」的想法，陳董事長帶領團隊跳脫中藥為藥品的既有框架，將草本帶入生活日常。

　　近幾年她積極於多角化經營，表現亮眼。以藥食同源為依歸，陸續研發出多樣化產品，像是聯合知名烘焙業馬可麵包，推出適合銀髮族

的手工養生餅乾；推動「茗京萃」、「廿四芳」兩大漢方節氣飲品品牌，開創養生草本飲品市場的新紀元；遵循古法，推出「龜鹿御品‧滋補養生膠塊」，同時也誕生「愛小月‧小產調理組合」的女性調理產品。

改革過程中，她將品牌重新定位，並以「共好」作為公司核心價值，與志同道合的企業群聚合作，發展企業永續經營，並攜手在地小農，秉持與土地共生共好之理念，堅持源自天然、不添加化學物質的食材、落實嚴謹的生產流程，提供消費者安心優質的產品。

我長期以來都是天一本草的忠實顧客，也相當認同陳董事長所堅持「以人為本」的理念，其致力建立友善社會、珍惜員工、造福事業夥伴，以及真心對待消費者的企業價值，值得欽佩。誠如書中所提及的 B 型企業概念──從企業內部「公司治理」、「員工照顧」、「環境友善」、「社區照顧」、「客戶影響力」的五大面向來發展，她的目標是成為「對世界『好』的企業」。

隨著時代更迭與科技發展，全球企業無一不積極推動創新轉型，不過創新是一項艱鉅的挑戰，我們看到天一本草以中醫藥為根本，配合著二十四節氣、十二時辰與五臟六腑的漢方，為顧客做了完善的調養規劃，陳董事長打造出天一本草珍貴的新價值，也成為中醫藥界的領航者。

　這本書內含的管理心法能夠幫助創業者們更有效地落實企業轉型及重塑，誠如書中所述：「一個人走當然會走得快，可是一群人走會走得穩、走得遠」，每一位同仁都是團隊中不可或缺的夥伴，陳董事長帶領著一群中醫藥專業團隊，再創企業的嶄新面貌。期待這本書能發揮影響力，為台灣所有努力尋求創新的企業注入強心針，共同創造更高價值。

曼都國際集團董事長
賴淑芬

推薦序　走在大健康路上的廿四芳／汪致重　　　　4
　　　　不忘初心的本草生活／呂德財　　　　　　9
　　　　傳承老祖宗智慧開闢新未來／張世良　　　14
　　　　開創中草藥文化藍海的領航人／劉俊鵬　　17
　　　　遵循藥食同源落實預防醫學／劉鴻文　　　21
　　　　探索企業轉型及重塑的管理心法／賴淑芬　25

導言　　六味地黃丸是我童年的零食　　　　　　　34

Part 1　中藥世家 —— 陳慧娟的漢方之路起點

Chapter 01　炮製中藥材專家—— 陳三元　　　38
出身自台南中藥鋪世家的陳慧娟,其父親陳三元為當時炮製中藥材的一代大師。與業界先進努力推廣科學中藥,共同成立天一藥廠。

· 中藥煎錯就白喝了　　　　　　　　　　　　　41
· 想做出好藥的天一藥廠　　　　　　　　　　　45

Chapter 02　回台挽救老字號藥廠　　　　　49
面臨父親生病與二代轉型的磨合期,陳慧娟決心回台著手重整藥廠,制定 10 年大計矢志讓天一品牌再現輝煌。從大幅招攬新血、異業結合跨界推廣,乃至開拓東南亞市場。

· 老字號藥廠二代接班　　　　　　　　　　　　51
· 10 年工夫重整經營結構　　　　　　　　　　54
· 開啟中藥生活化的前奏　　　　　　　　　　　57
· 南向馬來西亞　　　　　　　　　　　　　　　61

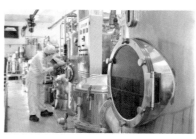
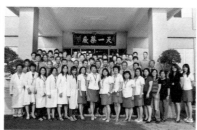

Part 2　中藥生活化── 上醫醫未病之預防醫學

Chapter 03　藥廠轉型生活化園區　64

│陳慧娟優異的市場行銷能力，結合小弟的豐富中草藥知識，
努力將藥廠轉型為「中藥生活化園區」，以「五行」概念
規劃多元展區，促進社會大眾對中草藥的深度認知。

· 為中醫文化把脈扎根　66
· 跑遍全台偏鄉演講與義診　72

Chapter 04　藥食同源以食物為引　77

│受到黃帝內經啟發，秉持「上醫治未病」精神，大舉改革
藥廠研發方向。產品鎖定「天然草本」定位，掌握好滋味、
便利的兩大關鍵，開創中藥生活化的嶄新場域。

· 最高明的上醫治未病之病　79
· 預防醫學從天然草本著手　80

Chapter 05　契作種植結盟無毒小農　84

│迥異於追求較為廉價的進口貨，天一品牌積極發揚漢方草
本來源「在地化」的理念，與友善大地平台的有機小農合
作，推出暢銷兩岸的自信之作。

· 讓我們一起「友善大地」向下扎根　87
· 銅鑼小農的黃金杭菊　90
· 張家農場的無毒百豆王　92

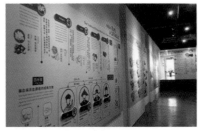
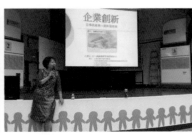
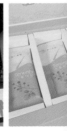

Part 3　現代黃帝內經——天一本草走入生活

Chapter 06　藥廠董事長的養生筆記　　98

| 陳慧娟從西方世界回看東方中草藥文化，深刻領悟其為流
傳千年的祖先智慧。依循黃帝內經所提倡順應節氣的自然
養生法，泡腳、生化湯、青草茶等皆為箇中保健之道。

· 跟著節氣時辰過生活　　100
· 靠生化湯活血化瘀　　102
· 泡腳讓你人老腳不衰　　104
· Herbal Tea 復興漢方草本茶　　106

Chapter 07　顧筋骨！古法研製龜鹿二仙膠　　109

| 天一藥廠代表作「龜鹿御品」，不同於主流市場降低成本
的逐利製程，堅持高品質原料並結合現代科技，重現此養
生聖品的風華，開發出泡飲煲湯兩相宜的食用方式。

· 重現古法新意製龜鹿　　111
· 嚴選素材慢萃不燥熱　　114

Chapter 08　開發女性調理市場　　121

| 擁有建立全台首家中醫坐月子中心的成功經驗，陳慧娟正
式接任天一藥廠總經理後，第一步即是拓展女性調理市場，
將目光鎖定於過往鮮少受到關注的「小產照護」。

· 引領台灣第一間坐月子中心　　123
· 小月子調理滋養：排、補、息　　126

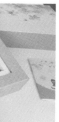
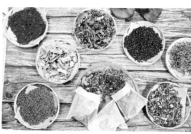
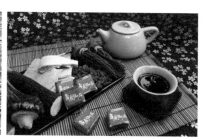

Part 4　漢方節氣飲品——大膽前行擁抱創新

Chapter 09　老祖宗生活智慧：二十四節氣　　136
為開創中草藥傳統文化的未來性，成立「天一本草」，定調 24 節氣漢方機能性飲品的核心路線，輔以 12 時辰養生法對臟腑經絡與五行五色的概念。

- 24 節氣對應 12 時辰　　138
- 苦到不行的養肝茶　　141
- 為傳統文化找未來　　143

Chapter 10　從台灣出發的茗京萃　　147
於台灣開設第一家「茗京萃」品牌門市，以漢方節氣茶飲作為領頭羊，搭配龜鹿御膳餐等餐點，發揚「七分養三分治」的食療理念，成功建立忠實顧客群。

- 這家飲品店很不一樣　　150
- 七分養三分治　　154
- 帶路雞：四珍御膳餐　　156
- 打動大陸人的黑豆甘草飲　　160
- 就是要賣沒香味的杏仁奶　　162
- 京府藥膳蛋循血補氣聖品　　166

Chapter 11　立足鳴鶴古鎮的廿四芳　　169
以「廿四芳」品牌之名宣告進駐大陸，不追求短線套利，與大陸優良 GMP 飲片廠合作，推出高 CP 值產品，一舉贏得消費者認同感與回購率。

- 到大陸創藍海市場　　171
- 中藥材買賣大本營鳴鶴古鎮　　176
- GMP 飲片廠　　179

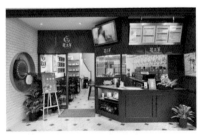
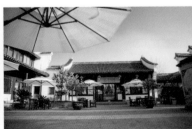
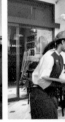

Part 5　草本大健康產業——飲品界的明日之星

Chapter 12　科技把脈！導入健康管理　184

為突破中醫歷來不科學的刻板印象，於兩岸門市皆導入結合大數據與物聯網的「AI 經脈儀」完整分析身體狀態，且能用於追蹤後續食療的成效。

· 翻轉中醫不科學印象　186
· AI 脈診輕鬆走入日常生活　188

Chapter 13　推展 B 型企業　194

「不是『成為』世界最好的企業，而是『對』世界最好的企業。」從提攜夥伴、尊重股東、重視消費者、回饋社會、友善環境的五大面向著手，重塑成功企業的不凡價值。

· 重新定義成功企業　196
· 利他共好的結盟系統　204
· 無毒耕種打造模範古鎮　206

Chapter 14　漢方趨勢先行者　209

身處兩岸手搖飲料業的激戰紅海，貫徹對漢方節氣飲品的「價值」與「堅持」，廿四芳第二家店於大陸青島省綻現光芒，未來再創新高峰指日可待。

· 找到你身體的 Mr. Right　212
· 破千億茶飲市場商機　214
· 健康飲品成長幅度超前　216
· 「中醫藥養生 +」前進大灣區　222
· 廿四芳北上青島展身手　224

附錄　從天一藥廠到天一本草行腳歷程　230

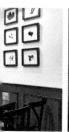
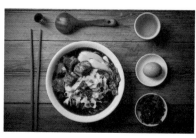
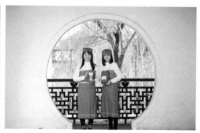

六味地黃丸是我童年的零食

生於中藥材批發商的家庭背景，在中藥行玩耍生活是我們這些孩子的日常。父親炮製藥材的技術不只應用於生意上，也會自己製作藥丸，要是家中有人感冒了，父親會為我們準備中藥粉。孩提時雖然家境中上，但父母親不喜歡我們吃外頭的東西，味甜微酸的六味地黃丸就像是糖果般，引得我們常去偷吃藥丸當零嘴，每個月以龜鹿二仙膠做藥膳食補更是少不了。雖然我最初拿到的學位是台南的敏惠醫護管理專科學校的護理科，但一生中很少吃西藥，也沒有吃過一顆維他命。

傳統的台灣家庭觀念，嫁出去的女兒猶如潑出去的水，婚後對於娘家事業少有接觸。1995 年隨先生技術移民加拿大後，反而是讓我從另一個角度來看待淵源流長的中醫藥文化之契機。

加拿大氣候偏冷，便麻煩母親將四物湯、龜鹿藥膳湯做成真空包裝，每次回台時帶回加拿大。我的一雙兒女從小跟著食補，或許因此培養出很好的體質基底，很少生病。有趣的是，藥膳燉補的味道很重，在不常見此物的西方更是引人注目，鄰居時而私下問女兒：「你媽媽到底在煮什麼，怎麼有這種味道？」老外對於滷味跟中藥的味道，實在是不太能接受啊！不過，當地華裔企業家所經營的生物科技公司對草本產品的推廣做得相當好，像是金盞花、柑橘、茶樹等花草類，都是

常見的天然萃取物，於西方社會中自有一派推崇者。

　　台灣早期缺乏中醫師養成之正規教育，多以民間師徒相授的方式習醫，雖在西元 1950 年初期為呼應社會對傳統中醫的需求，舉辦中醫師特考，1958 年中國醫藥大學也隨之創立，但要培養一位德才兼備的中醫師並非易事，當時中醫師的素質差異仍然很大，有人懸壺濟世以醫技普濟眾生，有人卻如江湖郎中「一只嘴花溜溜」，甚或誇大中藥效果，致使社會大眾對於中醫藥普遍觀感不佳，認識相當有限。

　　這一中一西於草本領域的兩樣情，促使我開始反思：中醫藥如何貼近一般人的日常？推出方便消費者使用的草本商品？老祖宗流傳下來的複方智慧，如果能朝生活化的方向發展，肯定大有所為！回台定居進入天一藥廠後，我愈加確定自己在加拿大的觀察，遂以天一藥廠的技術支援為後盾，於 2010 年成立「天一本草生物科技股份有限公司」，接著 2015 年秋季，在台北創立漢方節氣飲品品牌「茗京萃」，2018 年再以「廿四芳」打進中藥人才濟濟的浙江鳴鶴古鎮。

　　我常在想，如果沒有移民加拿大這段歷程，自身對於中藥材的未來性思維，也不會發展成今日「草本生活」這樣的理念。

中 藥 世 家

陳慧娟的漢方之路起點

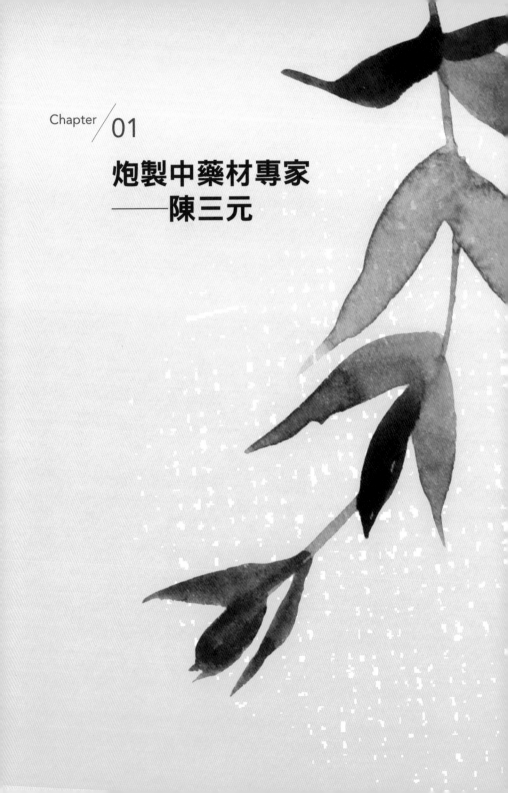

Chapter / 01

炮製中藥材專家
——陳三元

要了解天一藥廠的起源之前，得從我的祖父輩談起，我們家族發跡於台南。早年中醫養成與中藥材製藥以師徒傳承，賣中藥沒有一點中醫基礎是無法推廣的，中醫師不懂中藥材也無法行醫，而中藥材炮製技術所憑藉的更是家傳手藝。略懂醫術的祖父那時專門幫人治療閩南語稱為「著猴損」的孩子，這類孩子的症狀通常是四肢瘦小、頭大、面黃肌瘦，貌似小猴子而有此稱呼。每當有人抱著孩子來的時候，身為祖父小幫手的我，就會趕緊準備酒精燈、燒針等器具。後來才知道，當時物資有限，那些著猴損的孩子其實是營養不良所造成的。

因為這個緣故，十來歲、身處第二次世界大戰亂世的家父──陳三元，被祖父推去藥材行當學徒，也就是閩南語所講的「囡仔工」。藥材行學徒的辛苦，一度讓父親抗拒，所幸沒有放棄，細火慢熬成為中藥界炮製藥材的專家，創立「聯興中藥行」成為中藥材批發商，也才有後來天一藥廠的誕生。

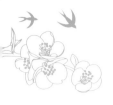

　　長期以來，中藥文化的傳承仰賴師徒制，學徒們跟著師傅學做中藥，辨識藥材——了解每種藥材的毒性、藥性，只是當學徒的基本功。若要進一步論及炮製技術，那可是 100 種藥材有多種炮製法的變化，因為中藥材經過蜜製、酒製、鹽水製等炮製過程，藥性也可能出現巨大轉變。

　　做中藥雖是一門高深技藝，卻也因早起晚睡、多粗活的辛苦生活，在二代傳承或學徒招募上遇到瓶頸。

　　西元 1993 年台灣推出藥事法，規定只要在 1974 年 5 月 31 日前領有中藥販賣業之藥商許可執照者，即能繼續經營中藥販賣。5 年後「藥事法」正式頒布，明訂只有中醫師、曾修習中藥課程的藥師或藥劑生，才能從事中藥販售業務，但自法條頒布以來，政府卻沒有開辦任何國家考試。等於正式宣告中藥房的學徒文化走入歷史，中藥房的存續也成為問題。

中藥煎錯就白喝了

　　天一藥廠創立之前，順天堂為當代科學中藥的第一把交椅，其創辦人許鴻源博士是將中藥標準化製藥流程引入台灣的先驅，引進日本濃縮技術，開創台灣中藥濃縮技術的新里程，因此被後人譽為「科學中藥之父」。與許博士私交甚篤的家父，受邀加入順天堂團隊，共同推廣科學中藥。

　　早期傳統中藥材需要加水煎煮，讓藥材的藥效溶出後服用才具備療效，可是藥材煎煮過程是門學問，像是藥煲材質、藥材煎煮的水量與溫度、次數等，在在影響水藥效果。

　　家父鑑於當時中藥材品質與煎煮成分不穩定，積極向認識的中醫師們推廣以科學中藥取代傳統煎藥的作法，教育他們如何拿捏科學濃縮中藥劑量以取代傳統包藥劑量。除了品質穩定之外，也讓大眾接受中醫治療的過程更加便利，同時減少傳統中藥材保存過程受到蟲蛀或發霉等問題影響。

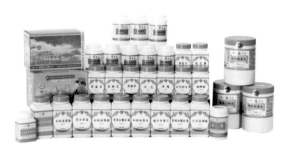

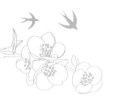

必懂煎藥訣竅

藥材放置時間不宜過久
芳香藥材多含有揮發性芳香油，儲存時間越長，揮發越多則含量越少。

煎煮前用水浸泡
能使藥材吸足水分達到軟化，有助於有效成分加速完全溶解，增進療效。

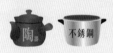

選用陶器、不鏽鋼器具
陶瓷與不銹鋼材質器皿不含可溶性雜質，傳熱均勻、耐高熱，不會與藥物成分發生化學反應。

不宜用沸水煎煮
使用熱開水煎煮乾燥的植物飲片時，外層組織細胞受高熱衝擊會立刻凝固、緊縮，導致內部的成分難以溶解析出，將影響療效。

煎煮時間

中藥藥劑應以文火（小火）煎煮，然不同功能之藥劑
其頭煎與二煎時間各有不同，應遵循中醫師指示。

	頭煎/分鐘 First round/min	二煎/分鐘 The second round/min
解表藥 Diaphoretic Herbs	10~15	10
滋補藥 Tonic Herbal	30~40	25~30
般性藥 General Herbs	20~25	15~20

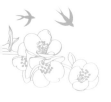

　　由天一藥廠出版的《常用方劑辯證應用》，是中醫藥界重要著作之一，當時特聘張次郎、張世良、張閔智與賴秀麗四位中醫師合編。

　　共收集台灣地區常用方劑 269 方，編寫分組成：功能、主治、臨床應用、加減法與辯證等；其中，「辯證」使後學者容易領悟掌握選方，而「加減方」除傳統應用加減外，更將其數十年臨床經驗融入其中，難能可貴。

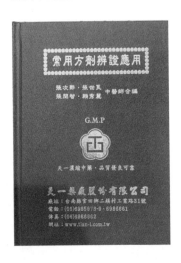

　　中藥方劑為中醫師治療疾病的最基本利器，臨床療效的高低，無不與方劑本身的效驗有著密切關係。此書內容深具實用性，嘉惠了許多中醫系莘莘學子，亦是天一藥廠引以為傲的重要文化資產。

想做出好藥的天一藥廠

　　1983 年，出生中醫世家的周智夫醫師攜手中醫藥界同道夥伴，其中也包含我父親，共同創立天一藥廠股份有限公司，取名自「天人合一」。這群具有專業技術的中醫藥專業人員，本著懸壺濟世的精神、遵循傳統藥方，為求千年智慧的流傳，重視如何讓各種藥方充分融合並發揮最大療效，因而發展出有別於同業的「確效三關」。所謂確效三關，其程序分別為：素材嚴選、材料炮製、萃取濃縮；其中又以材料炮製過程最為複雜，因為每種方劑都有不同的炮製劑數以達到降低毒性、提高藥效的目的。

　　天一藥廠除結合中醫師股東群豐富的臨床經驗製藥，引進先進儀器，聘請專業藥師，亦因應政府實施 GMP 制度，最初在官田工業區籌設

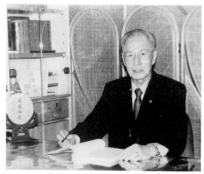

天一藥廠創辦人　周智夫

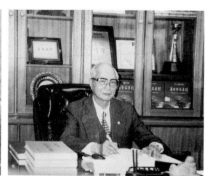

天一藥廠老董事長　陳三元

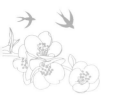

廠房時便以 GMP 工廠為目標,公司創辦人兼名譽董事長周智夫醫師、董事張次郎醫師、前總經理吳元劍醫師等,皆全程參與產品開發、研究,進而於 1986 年榮獲第一家通過衛生署 GMP 品質認證之中藥濃縮製劑廠,正式啟動生產。

在當時的中醫藥界,說起中草藥,沒有人不認識陳三元。1989 年,創辦人團隊借重父親於藥材領域近 30 年的專長,薦舉父親接任董事長,這一做就是 26 年,直到我於 2015 年接任藥廠董事長。

父親全心投入天一藥廠後,對推動中醫藥界的進步不遺餘力,一方面配合行政院衛生署輔導其他濃縮中藥廠實施 GMP 管理制度;

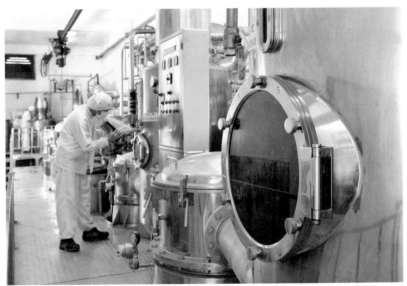

天一藥廠成立之初便以 GMP 規範為規劃標竿,引進先進儀器,建構優良製造環境。

當時登記在案的 300 多家中藥廠，有三分之一已於 2005 年全面落實 GMP。

另一方面擔任中華民國中藥商業同業公會第三屆理事長，此同業公會以發展中藥事業、促進國人健康為宗旨；此外，1991 年天一股東群也促成中藥加入公保給付，並於 3 年後加入勞保給付，而後勞保局指定天一為勞保給付科學濃縮中藥之藥廠。

父親一生致力於中藥材事業，我們家 6 個兄弟姊妹也深受影響，大弟承接自家聯興中藥行的中藥材批發生意、小弟學校畢業後即跟隨父親的腳步進入天一藥廠工作，中間一度於天津中醫學院深造，畢業後又再回到藥廠工作至今。對藥材的專精，搭配 GMP 管理制度，成就出天一藥廠對製藥品質的堅持。

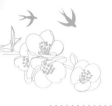

　　藥品優良製造規範（Good Manufacturing Practice，簡稱 GMP）是在藥品生產全過程中，用科學、合理的條件和方法來保證生產優良藥品的一套系統性管理規範，為藥品生產和質量管理的基本準則。簡而言之，藥廠是否實施 GMP 是藥品品質保證的先決條件。

　　1963 年美國率先制定 GMP，台灣則是在 1982 年頒布優良藥品製造標準，推動中藥濃縮製劑廠與西藥廠同步實施 GMP 管理制度。GMP 中藥廠生產的中藥均經過逐批檢驗合格，國產中藥廠每 2 年都須接受至少 1 次中央衛生主管機關的稽核，其四大目標為：

✓ 強化中藥材源頭管理機制
✓ 提升中藥廠內部品質管理能力
✓ 研訂中藥安全及品質規範
✓ 建構中藥用藥安全環境

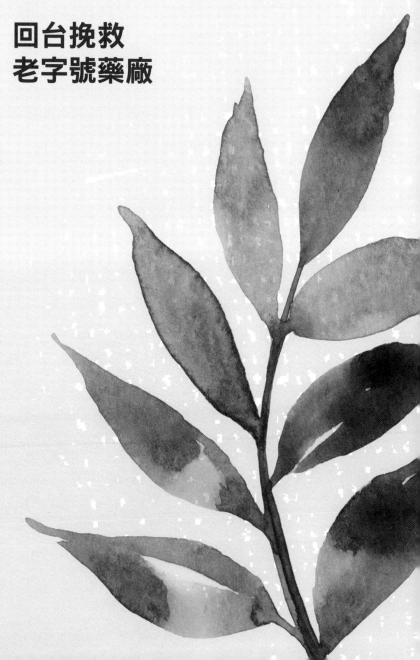

Chapter / 02

回台挽救
老字號藥廠

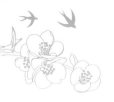

2007 年，我從加拿大回台灣定居，原只是隨先生回台盡孝道，陪伴年邁的婆婆安度晚年，卻遇上天一藥廠面臨二代接班的磨合期，以及風雨飄搖的經營困境。當老一輩的理念堅持遇上二代勵精圖治尋求轉型，孝順的小弟雖懷抱改革理想，卻不願和父親的想法背道而馳，因而萌生辭意。

老字號藥廠二代接班

　　小弟陳俊凱經父親栽培，跨海至大陸最早建立的中醫高等院校——天津中醫藥大學（原名天津中醫學院）就讀。雖然擁有父親這個董事長大靠山，但小弟進入藥廠仍從基層員工做起，生產線上的包裝、藥材搬運等工作，他沒少做過，因而與老員工們培養出至今 20 多年的革命情感。

　　為了挽救天一這個科學中藥老品牌，同時讓小弟順利接班，我才開始接觸家裡的生意。在此之前，家中的 6 個兄弟姊妹，唯一離開父親羽翼向外尋求發展的只有我，那時因為先生的一句話讓我下定決心重整藥廠，他說：「反正我們回來台灣定居了，過去你都在幫別人打理事業，為什麼不幫幫你們家？」

　　其實整個接班過程的關鍵點，起因於當時父親的身體狀況出了問題，不得不面對接班問題並選擇放手。我花了半年的時間，帶著父親的病例從北到南找醫生問診，尋求合適的手術方式。侍親期間，閱覽藥廠近年的會議記錄，發現天一藥廠同樣潛藏家族企業的弊病，多年來的人力資源流動率是零，沒有新血注入，缺乏了解經營的管理者，更糟糕的是大部分會議過程流於「會而不議、議而不決、決而不行」。難怪天一這個品牌在當時會逐漸淪為科學中藥代工廠。

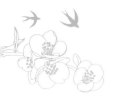

　　我不忍看父親投入大半輩子的心血，從位居領導品牌跌落下坡，不願懷抱理想的小弟在接班之路上一再退讓，更不想辜負股東們對天一藥廠的期許，便找機會說服父親：「如果你希望小弟來承接藥廠，就應該讓他有發展空間……，給我 10 年的時間重整藥廠，中間定期向你匯報經營計畫，但是你就要被架空囉！」

　　就這樣與父親說定，回台隔年，我進入天一藥廠從董事長特助開始做起，而後一路接任總經理、董事長。

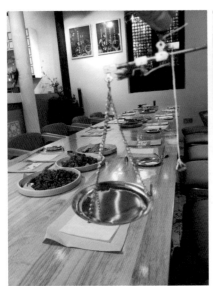

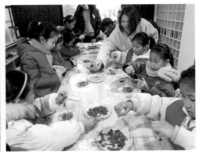

陳慧娟回台投入藥廠業務後，不但將天一推升回領導品牌地位，更逐步落實中醫藥生活化。圖為於大陸實體店鋪的中草藥 DIY 體驗。

　　回顧從 2008 到 2018 年，整整 10 年的公司經營重整之路，剛開始，陳三元也曾質疑自己的女兒：「你有本事做得比別人好嗎？」但在他的心中，比任何人都清楚身為長女的陳慧娟其實是能幹且值得信任。

　　受日本教育的陳三元，在家族與事業上都極具權威，每次只要有事，任誰都不敢向他開口，此時陳慧娟的叔叔就會說：「你去叫慧娟跟你爸講啦！」

　　出身於大家庭的陳慧娟，是陳家孫兒輩的第一個孩子，於祖父母的身邊被帶大，受寵程度可見一斑。事實上，陳三元也常和身邊的親戚朋友說：「如果我這女兒是男的，我就輕鬆了。」足見他早已發覺陳慧娟的能力，明白女兒只要有想做的事、既定的目標，就會盡全力去完成，不管那條路多崎嶇，無論要花多久的時間。

　　陳慧娟聊起這段孩提時光，不免自嘲：「如果我是男的，大概會成為黑道大哥，被送進綠島。」

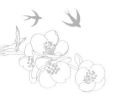

10 年工夫重整經營結構

在別人眼中，我向來不喜歡太容易做的事，不怕從零開始，喜歡學習新事物，懷抱活到老學到老的心態。剛接手藥廠時，它對我來說就像是一艘大船，裡面裝載著這麼多人，如何才能駛得了這艘大船？又該怎麼讓這群老員工願意跟著你的方向走？從企業既有雛型中尋求轉型，往往是一個極為痛苦的過程。

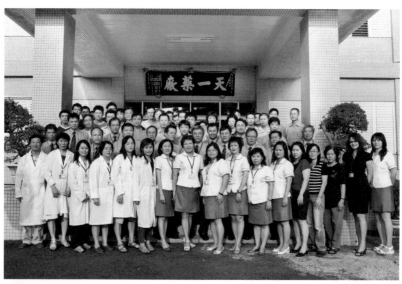

陳慧娟與天一團隊花了 10 年的時間，共同翻轉藥廠處於代工的命運。

　　那時的天一藥廠正邁入第 25 年。25 歲的成年人，應當是在事業上大鳴大放、展現自我的階段，但藥廠的狀態卻出現步入中年危機的徵兆。當時大多數員工在公司待了超過 10 年，在同一個職務也超過 10 年，如果根據傳統的人資管理思維，人員流動率被管控得愈低愈好，但是一個流動率極低的企業，真的是好事嗎？

　　我認為偏低的流動率，對於傳統產業猶如雙面刃，最低的流動率並非最佳的流動率。資深員工雖代表穩定度十足，但久處舒適圈，工作內容和共事對象都相當熟悉的狀況下，對新事物的接觸不足，不免造成學習能力低落，自然容易排斥工作環境中產生的任何變化。相對地，這也顯示公司人資制度缺乏積極地評估員工績效，也沒有持續招攬新人以廣納創見。

　　坦白說，當時的天一藥廠就是一間家庭式企業，連部門劃分都沒有。這群老幹部、老員工都是在中醫藥界擁有十足歷練的前輩，但當你想要 60 幾歲的同仁嘗試改變，那股抗拒的阻力大到不行。我只能藉由招募年輕員工活絡工作環境，盡可能將電腦作業簡單化，讓老員工們從打死不用電腦、擔心操作不當會爆炸，直到最後整個藥廠生產線全面電腦化。在這 10 年大計，我徹底發揮整合能力，前 3 年從內部建設著手，包含業務教育、藥廠規劃，以及改變股東結構為股權注入新血，同時進行全面無紙電腦化，再依短中長期目標重塑產品研發力，也將產品出口至馬來西亞、澳門等地。

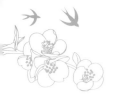

　　陳慧娟真正貼近藥廠業務後，才發現公司內部弊病比想像中還要嚴重。

　　頭 3 年推出的改革政策頻頻遭遇反對聲浪，但這並沒有動搖她要讓藥廠起死回生的決心。有時候機會來了，可遇不可求，為了讓藥廠擁有健全的公司體質，能順利推行經營策略，陳慧娟選擇以增資做大經營權，直到接手的第 6 年完成股權結構重整，公司治理趨於穩健，相關措施的成效也緩緩彰顯。

　　談起那段可謂焦頭爛額的日子，她表示，當時要向某些小股東買股權，對方還不願意賣，說是要留著作紀念，甚至將股權分送給兒孫輩，也因為如此，天一藥廠大大小小的股東加起來總共有 100 多位。想要買藥廠的股權可說是一股難求。

開啟中藥生活化的前奏

大眾市場的消費習慣傾向於對品牌的熟悉程度來決定購買行為，以此標準審視天一，一個擁有豐富中醫藥專業知識與製藥應用經驗的藥廠，除了廣為人知的明星商品「天一通乳丸」之外，消費者對天一的品牌認知度尚且不足。其實天一不僅生產多種自有品牌科學中藥，也具有客製化製藥的能力，像是陪伴著台灣人走過數十年的歷史，默默地照顧令人難以啟齒的病症──正記消痔丸，其幕後的品質把關者也是天一團隊；此一產品歷經幾番調整，最終研發出讓正記激賞的配方、品質與口感，卻鮮少人知道正記消痔丸是天一團隊所代工生產。

傳統醫學是前人了不起的智慧結晶，但因博大精深使一般人難以參透。考量到天一品牌管理尚待加強且資金有限的狀況，我和團隊努力思索一套深入簡出的方式，要與大家分享漢方養生的精華。堅信「1+1>2」的理念，開始積極向外尋求合作結盟，也希望透過多元的生活化管道以提升藥廠的知名度與形象。

2009 年，天一藥廠應邀與獸醫師們聯合研發「本草綱目 ‧ 漢方寵物寶」系列食品與 SPA 沐浴粉，向各地區動物醫院推廣寵物中醫用藥診療。此乃以天一科學中藥為治療主方、寵物寶產品為保養配方，為寵愛寶貝的飼主們提供純淨、無汙染、無副作用的食品與用品，令人欣慰的是調養效果卓絕，成功為許多人守護心愛寵物的健康！

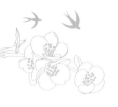

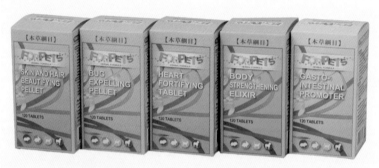

結合中小動物協會獸醫群專業，研發純草本製成的寵物保健品。

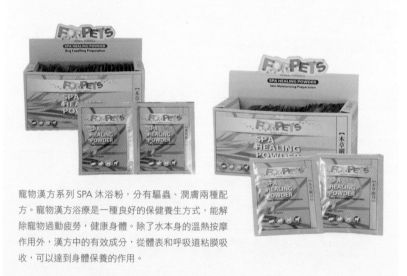

寵物漢方系列 SPA 沐浴粉，分有驅蟲、潤膚兩種配
方。寵物漢方浴療是一種良好的保健養生方式，能解
除寵物過動疲勞，健康身體。除了水本身的溫熱按摩
作用外，漢方中的有效成分，從體表和呼吸道粘膜吸
收，可以達到身體保養的作用。

　　2010 年秉持天一藥廠的高品質初衷，著手成立以研發生活化產品為宗旨的「Tenergy 天一本草」新品牌，並於隔年參與工研院「養生照護」專案，聯合同樣講求天然健康理念的馬可麵包，推出世界首創、適合銀髮族的「本草手工養生餅乾」。此一研發突破養生餅乾的新境界，不再只是訴求高纖、全麥、無糖；而能搭配具有養生療效的中藥方劑，讓消費者吃進去的不只是健康、更是調理。

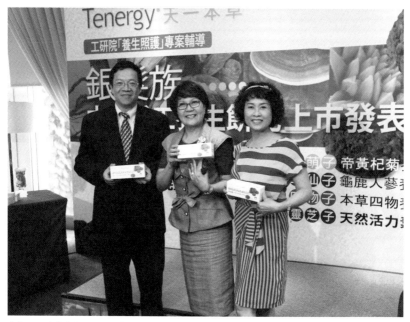

參與工研院「養生照護」專案，天一本草與馬可先生合作開發養生餅乾。

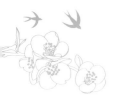

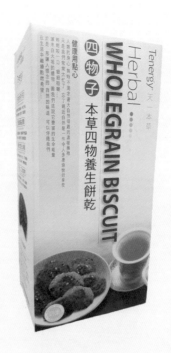

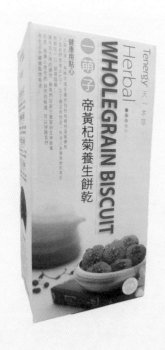

藉由「天一藥廠」的濃縮中藥技術與「馬可先生」的高纖全穀技法，以天然、健康、安全為指導原則，結合了東西方食品精華與專業內涵。其中，「一萌子—帝黃杞菊養生餅乾」的研發概念源自於古漢方的明目配方；「四物子—本草四物養生餅乾」的研發概念源自於古漢方補氣血配方。基於醫食同源的原理與對飲食習慣的考量，建議在吃餅乾的時候，能夠搭配藥理性質同屬溫補的飲品，讓草本精華發揮加倍的營養效果。

南向馬來西亞

重整藥廠期間，內心萌發兩個很深刻的感受，一是藥廠業務不能只聚焦於科學中藥、二是台灣市場太小，一定要走出去，濃縮中藥出口勢在必行。

從早期至今，陸續有台灣人西進大陸就讀中醫學系，礙於台灣法規不承認大陸醫學的相關科系學歷，部分人士畢業後轉往華人不少的馬來西亞開業。只要有中醫執業的地方就有採購科學中藥的需求，故而天一藥廠於 2014 年在馬來西亞開設分公司，作為開拓東南亞市場的重要基地。

市場擴展，營業額隨之飛升，團隊信心重振，自然能將新的管理觀念帶入藥廠運作之中，也逐一將生產設備汰舊換新。

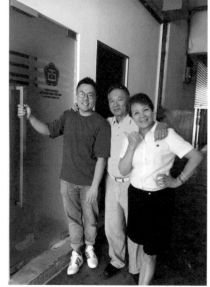

陳慧娟與先生、兒子合影於馬來西亞分公司，目前由其兒子負責運營馬來西亞市場。

中藥生活化

上醫治未病之預防醫學

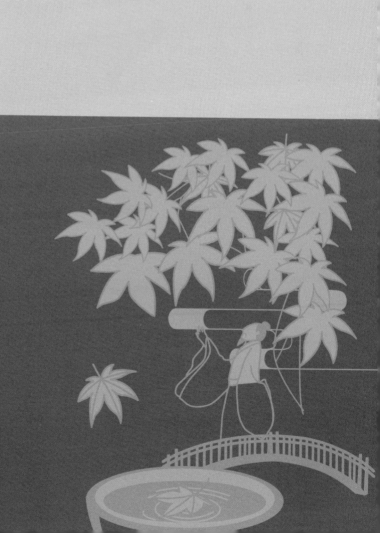

Chapter 03

藥廠轉型
生活化園區

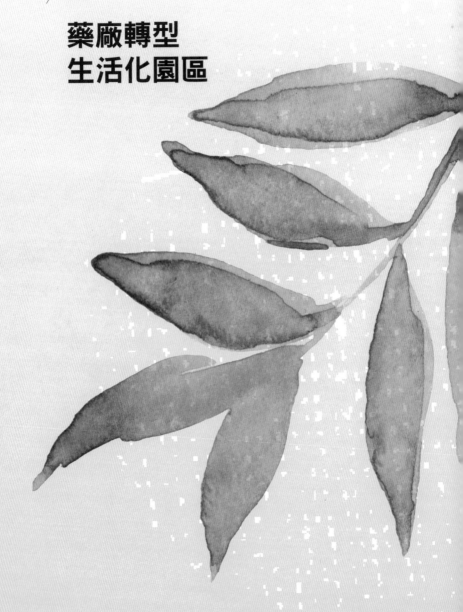

台灣西醫醫療技術亞洲第一，全球第三，僅次於美國及德國；反觀中醫藥領域，卻還有相當大的發揮空間，特別是時下全世界皆崇尚養生之道，以自然為本的中醫藥走向生活化是必然趨勢。長期待在中醫藥界的小弟，熟稔經營藥廠該有的中草藥、中醫學專業知識，而我雖對中草藥的了解粗淺，但擅長行銷公關與市場分析的能力為藥廠帶來不小的助益，我倆在公司重整的過程，實為互補的夥伴。在如此天時地利人和的共同因素下，因而催生了「天一中藥生活化園區」。

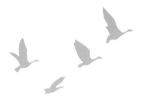

為中醫文化把脈扎根

考量到資金有限，我選擇依循政府的經濟政策方向前進，投入三業四化計畫。台南市政府經發局輔導天一藥廠轉型為觀光工廠，於 2014 年順利通過經濟部觀光工廠認證。

時任台南市市長賴清德蒞臨開幕典禮時曾表示：「感謝天一藥廠對推動觀光工廠政策的支持，有鑑於近年國人對中藥食用觀念錯誤，藉由觀光工廠的成立，讓更多人對中藥的歷史、用藥方式、飲食保健等有所認知。」

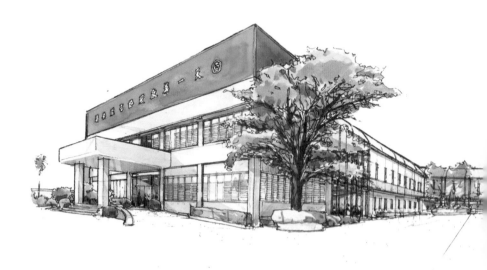

　　三業四化救經濟，意指「製造業服務化、服務業科技化與國際化、傳產業特色化」。起源於 2008 年全球金融海嘯後經濟陷入困境，勞工階層普遍薪資微薄，行政院認為與產業結構低階化、低附加價值有關，必須加強產業內容升級，類似安倍經濟學中第三支箭的調整結構策略。

　　故而經濟部於 2011 年底開始構思，提出產業結構提升方案，屬於經濟動能推升方案的一環，與當時的自由經濟示範區、兩岸 ECFA、服貿貨貿協議等政策互相配合。

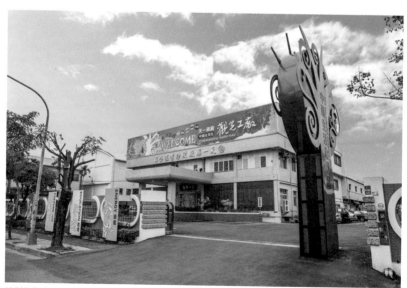

轉型為觀光工廠後的新穎門面，將中醫文化融合文創概念表現於整體規劃。

這座歷時 2 年籌備的天一中藥生活化園區，有別於大賣場式的觀光工廠，而是以中藥生活化為核心概念規劃，自中醫藥關鍵元素中的「五行」發想，轉化成木為綠能、火為觀光、土為人文、金為教育、水為醫療的展覽內容。全館可概分為 5 大區域：

1 文化光廊區：
簡述中藥 5 千年的歷史發展，並搭配歷代名醫的鄉野傳奇故事。

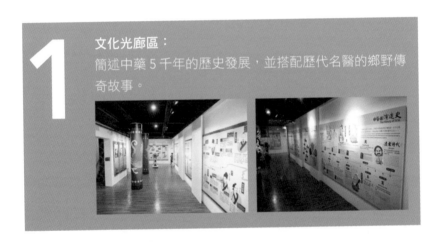

2 製程區：
以饒富趣味的插畫風格呈現製藥流程，展示中藥炮製、用藥常識等介紹。

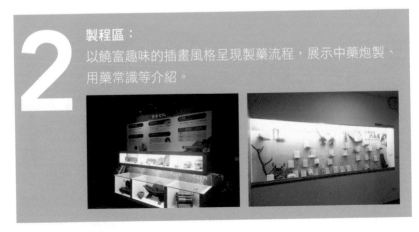

3

健康概念區：

輕鬆活潑的布景方式，呈現人體需要的營養知識，並透過「解藥牆」揭明一般人對中藥的疑問。

4

仿古藥房區：

重現古代中藥房場景，搭配舊有文物展示，讓參觀者身歷其境感受往昔藥房氛圍。

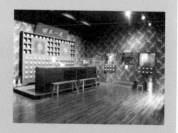

5

餐飲區：

開發中藥餐點，提供草本食材製成的獨特風味餐飲，提供參觀者於休憩時享用健康美食。

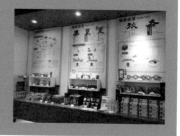

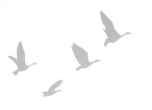

除了硬體設備方面的規劃,每年暑假也推出小小中藥師體驗營,讓 6 至 10 歲的小朋友認識中醫醫療知識,藉由豐富有趣的學習環境使中醫文化向下扎根。向上,則是希望改變大眾將吃中藥與傷肝洗腎畫上等號的錯誤認知。事實上,台灣科學中藥品質於國際上堪稱翹楚,國內中藥藥材轉變成科學中藥得經具備一定規模的 GMP 製藥廠生產,廠管由藥材源頭的種植、採收到後續炮製、抽提、濃縮造粒等步驟,直至成品產出,都有專業藥師負責品管,以確保每批劑量藥效和安全性都均一穩定,所以民眾應著重於找合格中醫師看診以把關用藥,不隨便食用來路不明的中草藥。

記得有一年,高雄義守大學執行長林宗慶來到園區,我帶著他到二樓參觀耗資幾千萬的高科技檢驗儀器,當下他感到相當意外:「我沒想到中藥廠已經進步到這個程度了!」的確,很多人對於中藥廠的印象還停留在黑黑臭臭、非常傳統的人工作業環境。所以對天一而言,中藥生活化園區肩負的使命並非成為一個很會賺錢的觀光工廠,而是促進社會大眾了解台灣的中草藥製造已與現代科技接軌,並善盡中草藥教育傳承的功能,讓年輕人也認識它的好處。

其實這個中藥生活化園區的籌建計劃,一開始也遭到公司股東的反對,後來能順利將老字號藥廠轉型為中藥生活化園區,算是完成了我的中期目標。

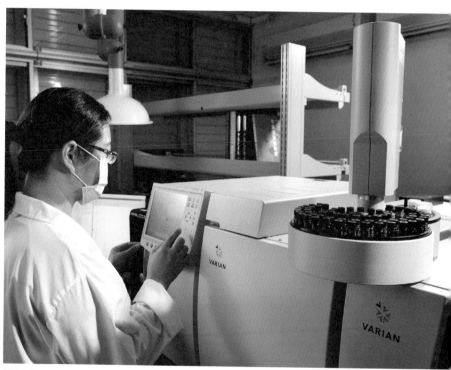

耗資千萬的高科技檢驗儀器再輔以專業藥師負責品管,實乃天一品牌歷久不衰的關鍵。

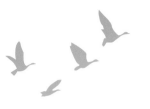

跑遍全台偏鄉演講與義診

2009 年接任藥廠總經理一職，苦於沒有經費為品牌做廣告時，恰巧出身彰化、全球最大的蕾絲布料製造商——偉特董事長王明祥，邀請我到偏鄉做公益，帶著天一的中醫師群現場義診，同時也分享正確的養生保健觀念，闡述中藥生活化的經營理念。

光是第一年的演講場次多達 60 場，從偏鄉地區開始，走進有幾園主講草本課程，以及扶輪社、獅子會與中小企業的內部養生講座，只要有人邀請，我都不會錯過為藥廠宣傳、為中草藥去汙名化的機會。

為了吸引在地老人家來聽演講，我們準備了龜鹿御品養生膠塊作為小贈品。通常在演講的一開始，我會問現場聽眾一個問題：「有沒有在吃保健食品？」往往會有超過一半的老人家舉手，還有位阿嬤曾經一天吞進 10 幾顆保健食品，她說：「我不用吃飯，吃這些就可以了。」偏鄉地區跑久了，你會發現華人真的是很愛吃藥的民族，有些是孩子孝順買給父母，有些是老人家聽了無良的地下電台而買到來路不明的中藥，因為在他們的觀念裡認為吃中藥是有病治病，沒病強身，但真的是這樣嗎？

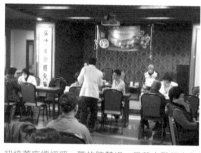
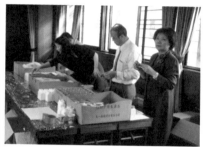

初接藥廠總經理一職的陳慧娟，帶著中醫師走入偏鄉義診做公益，這時就已經能感受到她親力親為的特質。

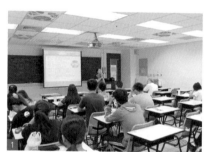
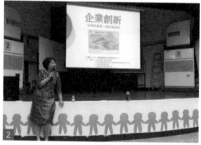
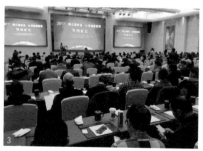

1. 陳慧娟任職天一藥廠總經理時期，受邀至南台科技大學生物科技系擔任客座講師，當時以「草本新視界」為題授課。

2. 2014 年受邀至長榮大學，以「企業創新」為題進行公開演講，後來也受邀擔任客座講師。

3. 2017 年受邀參與第五屆慈溪－台灣健康管理學術論壇，當時已帶領天一本草邁入第 7 年的陳慧娟於講台上侃侃而談。

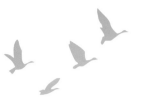

其實不管中藥或西藥都是毒，七分治療、三分毒，唯一不同的是中藥蘊含「藥食同源」的理論（又稱為「醫食同源」）。我常對這些老人家耳提面命的說，無論中西藥都要遵循合格醫生或藥劑師給予的處方指示使用。子女對於父母的理想照護，應著重於吃新鮮、天然的食物，而不是一把維他命，因為你不見得清楚知道父母的身體缺乏什麼，如果根本不缺，吃了對身體就是負擔，那些化學的東西對你、對父母而言，到底是補、是毒？又或吃的其實是安慰劑？一般人大多是懵懵懂懂。

另一個常於演講時宣導的面向則是「藥燉」作法。藥膳食補深入華人飲食文化，有 8 成的中藥材來自進口，早期常見重金屬、農藥、二

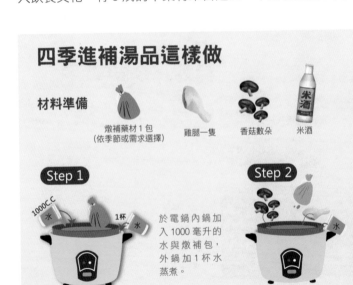

四季進補湯品這樣做

材料準備

燉補藥材 1 包
（依季節或需求選擇）　　雞腿一隻　　香菇數朵　　米酒

Step 1

於電鍋內鍋加入 1000 毫升的水與燉補包，外鍋加 1 杯水蒸煮。

Step 2

蒸煮過後取出燉補包，加入汆燙過的肉品和香菇，外鍋加 1 杯水進行第 2 回蒸煮。

氧化硫、黃麴毒素等殘留超標問題，促使衛生署自 2014 年開始啟動邊境檢驗，中藥材進口時皆須檢附合格的檢驗證明文件，以「源頭管理」的中藥管理機制保障國人健康。

　　對於藥膳食補的烹調操作，建議燉補用的藥材以活水抓洗 2 至 3 分鐘，再進行熬煮，熬出藥膳湯頭後，過濾出藥材再加入排骨燉煮，可避免藥材遇油脂溶出重金屬的問題。這也是我在公開演講時會特別宣導的一環。

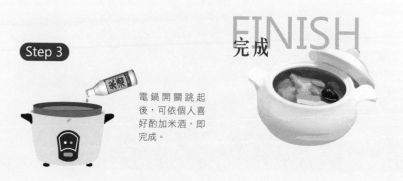

Step 3

FINISH
完成

電鍋開關跳起後，可依個人喜好酌加米酒，即完成。

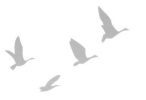

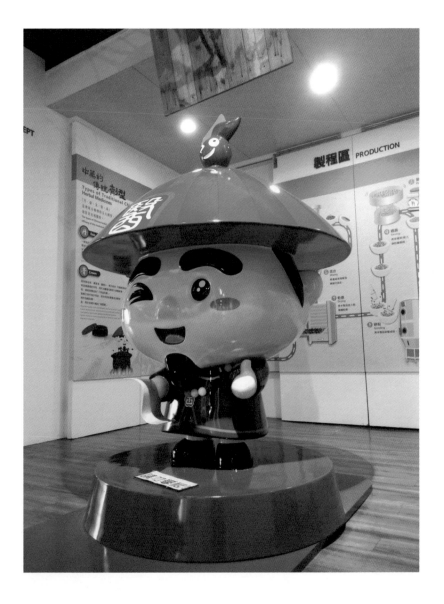

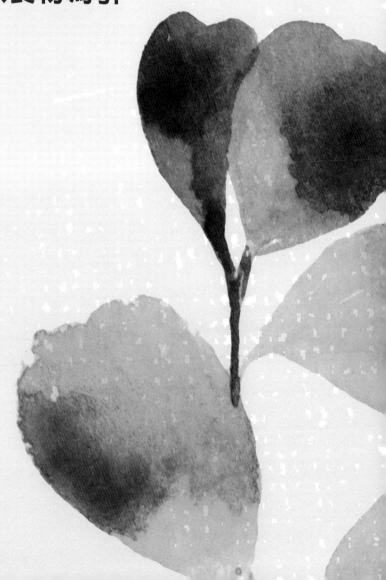

Chapter 04

藥食同源
以食物為引

中藥素有單方、複方之別，而「複方」是唯一讓西方人難以完全認識的層面，在在凸顯出老祖宗的智慧。

　　進入藥廠經營沒多久，正值草本崛起風行全球之際，我便開始讀起《黃帝內經》。它是東方現存最早的醫學典籍，成書於春秋戰國時期，為凝聚中華民族智慧結晶的中醫理論經典，但文言文內容十分深奧，實難完全理解箇中含義。讀了好幾個版本，才找到一位女中醫師以白話文翻譯的版本，因而得以讀懂《黃帝內經》，領悟出中草藥的未來應運用於日常的食療與調理。

最高明的上醫治未病之病

如果說明代藥物學家李時珍所著《本草綱目》是部藥典，視為對症下藥的指南，那麼《黃帝內經》便是部醫典，其內容鮮少涉及治病的方藥和技術，講的是病從何來，如何養生防病，直到今日仍具有重要的研究價值，被人們視作養生保健的最高準則。

《黃帝內經》認為養生的智慧在於了解人類與自然界之間的關係，順應自然界的運行規律，培養自身的能量，即是避免疾病、健康延年的養生之道，也是診治疾病的醫學之道。

書中最廣為流傳的一個觀念是「上醫治未病，中醫治欲病，下醫治已病」，對今日所推崇的預防醫學影響甚深。意即：上醫治未病之病，謂之養生；中醫治欲病之病，謂之保健；下醫治已病之病，謂之醫療。套用後現代醫學的說法，上醫屬於養生學，中醫屬於保健學，兩者皆屬預防醫學，下醫才是人們今天理解的醫學。

防重於治，即成為中醫歷來所推崇的養生之學。

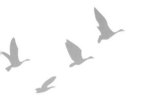

預防醫學從天然草本著手

研讀《黃帝內經》對我運籌天一藥廠的經營方向助益甚大，也是後來催生以預防醫學為基礎的「天一本草」、推動「茗京萃」、「廿四芳」兩大漢方節氣飲品品牌的關鍵因素。大約在接手管理藥廠的第 3 年，我們在科學中藥的研發和生產方向開始產生整體性的修正。目前國內中藥廠的製藥方向大多奠基於衛生福利部中醫藥司所編撰之《臺灣中華藥典》，此藥典是國家藥品品質、規格與規範的典籍，為藥品生產、檢驗、供應、使用和監督管理的法定依據；但背後其實反映生物科技技術於中藥之新藥研發有其困境，製藥受限於藥典之下的傳統方，尤其複方藥難度更高，如果沒有雄厚財力、歷經十幾二十年的毒物實驗過程，在新藥發展方面難有突破，也因此各家中藥廠僅致力於「如何將現有藥方做到最好」。

考量到新藥研發之侷限性，促使我不得不正視中藥製藥發展的未來性。我們的董監事都是中醫藥背景，團隊中也有 40 幾位中醫師，在確立修正研發方向為「藥食同源」的食品後，每 3 個月一次的董監事會就是和中醫師們腦力激盪的時刻。譬如天一藥廠獨家研發製造的「靈芝子・天然活力素即溶包」，就是來自一位老股東的偏方；這款草本產品內含靈芝子實體、冬蟲夏草菌絲體、人參等嚴選草本素材，為針對人體所需的滋養配方，具增強體力、提振精神、調整體質之效，1歲以上的孩童也可以喝。

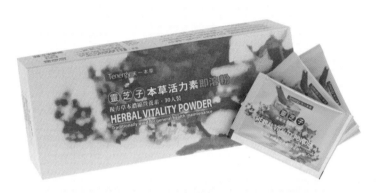

過去靈芝在西方人眼中被視為是一種無法食用的「菇類」，但 2013 年中央研究院基因體研究中心所發布的研究論文，經科學實驗驗證了靈芝的多醣體結構，具有免疫調節及抗癌活性，可謂中藥養生之寶。

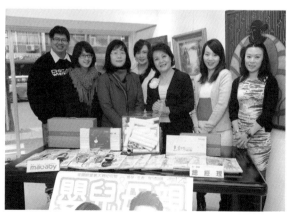

2011 年愛小月推出「產後調理禮盒」，與知名雜誌《嬰兒與母親》合作試用申請活動，實際使用後，受到許多待產孕婦的好評。

當天一團隊開始重視藥食同源的產品研發，等於為藥廠的未來發展帶來更多可能性，在製藥的根基上拓展出嶄新局勢。我們貼近大眾市場的消費需求，堅持天然草本的製造路線，掌握好吃、方便的兩大設計訴求，陸續開發出愛小月的調理組合、生理期調理的果茶、用於家常燉補的十全四物飲、滋補養生的龜鹿御品等，皆持續受到大眾的青睞。

　　有天一藥廠的專業基石為後盾，著實讓我在孕育「天一本草」這個新創品牌時，得以朝預防醫學的理念大步向前走。

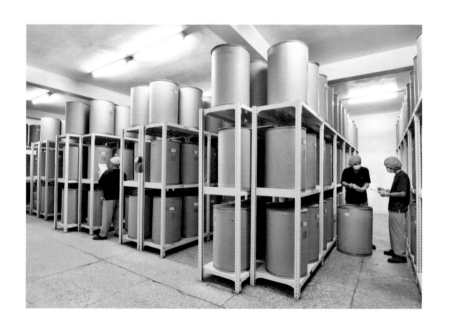

堅持天然草本的製造路線，如今看來是理所當然，但在 10 年前卻是困難重重，猶如是翻轉整個製藥業的刻板觀念。對此陳慧娟記憶猶新，那天是她接任藥廠總經理時進行的首次業務會議，有位業務人員反映：「外面的中醫師都在罵我們製藥品質不良，質疑為什麼每一次藥劑的顏色、味道都不一樣，你看別家藥廠生產出來的成品顏色都一樣……」

陳慧娟說道：「這就是依循古法、堅持天然無添加的製造過程，好比蔬菜煮了 6 小時之後會變什麼顏色？怎麼可能翠綠如初？土地自然生長的植物怎麼可能每一批都一樣？」後來她才知道，原來很多藥廠為了維持成品的均一性，或多或少都會添加些許調味料、香精去調色。儘管面對外界這般疑慮，卻也讓陳慧娟心念一轉，以逆向操作的思維為自家產品做行銷。

的確，天然中草藥因產地不同、季節變化，每一批的原物料與味道都會有些微的差異，因此難以用西藥的檢驗方式來看待中草藥的定性、定量與確效問題，這也是中草藥與科學中藥在國際市場難以被認證的原因之一。

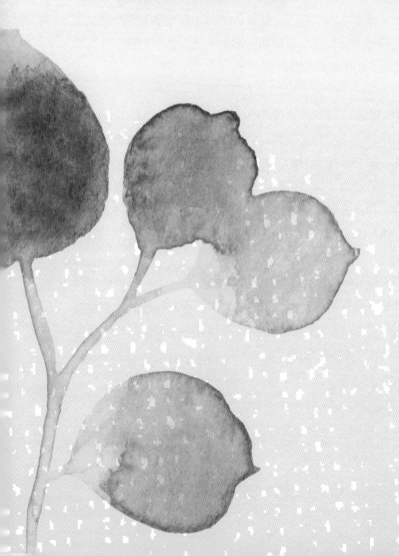

Chapter / 05

契作種植
結盟無毒小農

剛從加拿大回台定居時，國內農業環境與發展趨勢正面臨變革階段，農委會實施「農產品生產及驗證管理法」，將有機農業及其產品納入法律規範，而負責研究本土中草藥栽種的數個重點農業改良場，初步嘗試向農戶推廣中草藥種植，還有以楊從貴為首、在台南官田發跡的「友善大地有機聯盟」亦剛成立不久，有機題材、本土安全中草藥議題正要發酵。

全台於宜蘭、花蓮、雲林、南投、嘉義、苗栗、新竹等地，皆有規模各異的有機中草藥農戶，栽種品項舉凡當歸、黃芩、山藥、台灣天仙果、北沙參、白芷、黨參、小葉黃鱔藤、土肉桂、金銀花等藥用植物，相當豐富。儘管本土安全中草藥的栽種逐漸成熟，仍面臨易產難銷的問題：一是部分本土自產中藥材，農民只能以生鮮作物販售，至於曬乾、泡酒等可能讓食材轉變成藥材的程序不被允許；二是單一作物年產量與從對岸進口的乾貨量相較，實難匹敵。無論是藥廠或一般中藥行，因成本考量寧可進口較便宜的藥材，故必須找到本土中藥材的獨特價值，才能與進口貨抗衡。

　　對此，總是帶領同業走在前端、致力推廣採用本地自產中草藥作物的陳慧娟也談及自身的經驗。早期曾有花蓮的農民拿著自產有機當歸欲推薦給藥廠使用，但檢驗出來的結果顯示，其所栽種的當歸缺乏最重要的藥效成分——阿魏酸（Ferulicacid），因而沒辦法為藥廠所採用。

　　台灣由於天候或土地等因素，部分本土栽種的藥用植物缺乏作為中藥藥性的主要成分，使本土有機中草藥難以進入中醫藥領域。但如能重視藥食同源的概念，朝藥膳食材方向努力，相信未來亦是大有發展。

讓我們一起「友善大地」向下扎根

其實中草藥在未經炮製加工產生藥性前，就是單純的農產品。

「產地到餐桌」的理念在全球飲食文化蔚為風潮，許多觀念前衛的餐廳主廚陸續以實際行動響應，改以自家栽種、小農契作作為料理食材來源，向消費者傳達關注人與自然關係的重要性。同樣的理念，運用至草本藥材或藥膳食補的層面，也是值得努力的方向。

以「共好」理念，向土地扎根，懷抱與大地共生共好的自然法則，期許這能成為天一藥廠到天一本草歷久彌堅的核心價值，所以無論是在台灣的茗京萃抑或立足大陸的廿四芳，我們積極與無毒小農接洽契作，落實漢方草本來源在地化，我也因此慢慢認識了不少農民朋友。

而這最初的美好機緣來自「友善大地有機聯盟」，其如今是眾所周知的多家農場共有之集銷平台，運作相當成熟，甚至進駐大陸發展，將科技化與溯源管理帶進二、三線農村，協助農民過好生活，也將作物產量發展至龐大規模。但在 2011 年成立之初，雖有不少青年前仆後繼返鄉做起現代有機農夫，具體的銷售問題卻懸而未決。

相同理念的追求讓我們有機會在同一條道路上相遇。當時，推展漢方節氣飲品的想法在心中萌芽，對於台灣的無毒栽種小農也甚感興趣，

因緣際會之下接觸到和楊從貴一塊努力的這群年輕人，覺得他們相當有理想、肯做事，看著賣不出去而爛掉的無毒農產品令人深感可惜，便自掏腰包以天一藥廠的名義買下，並贈送至台南市新化區的觀音村老人養護靜修院；有時聽到他們合作農戶的高麗菜、稻米等作物滯銷，我也會幫忙集結當地仕紳，發動眾人的力量拉拔年輕人，為創造共好的發展環境一起盡點棉薄之力。

後來正式投入開發漢方節氣飲品，品項研發逐漸明朗，自然也想到可以找友善大地有機聯盟合作，如今使用的菊花、青草茶都是來自與友善大地合作的有機小農，包含後來我們與張家農場契作的無毒青仁黑豆，耕耘過程中也曾向楊從貴請教無毒栽種的問題。

不記得是在哪裡看過這樣的一句話：「如果你有認識農村農民，如果你對他們充分信任，那麼他們之於你就是最安全的供應來源！」當優質農技結合環境永續，那麼要將藥食同源的漢方打造出全球能接受的 24 節氣日常生活飲品也就不這麼難了。

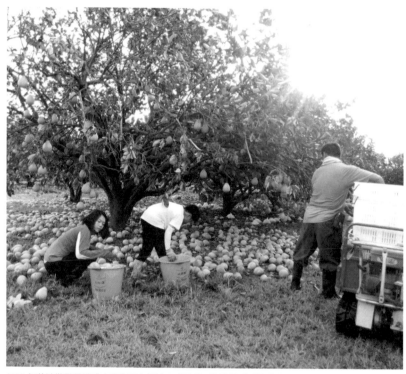

2015 年蘇迪勒颱風造成台南麻豆文旦逾 5 成落果，陳慧娟看到老農蹲在樹旁無奈泛淚，十分不捨。
透過網路號召民眾幫忙，與藥廠員工合力撿拾將近 2 萬台斤的有機老欉文旦落果，並把握黃金時間
處理，把柚子加工成能保存較久的柚子醬，盈餘則回饋果農與弱勢團體。

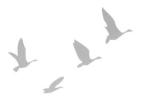

銅鑼小農的黃金杭菊

黃金杭菊屬茶用植物，以中醫學觀點而言，杭菊味辛、甘、苦，性微寒，具有疏散風熱、平肝明目、清熱解毒的功效。對於平時生活壓力大、經常晚睡熬夜的人，通常會有口乾口苦、眼睛紅赤等「肝火大」的徵狀；或是發高燒、喉嚨腫痛、痰液鼻涕黏稠的風熱型感冒者，這兩類型的人適合泡上一杯菊花茶來保養身體。

天一本草的「菊花清香飲」茶包，是以支持友善農作為出發點，合作來自苗栗銅鑼九湖台地小農所栽種的黃金杭菊。九湖台地乃是杭菊的故鄉，因日夜溫差大，相對濕度高，自然造物出利於杭菊生長的酸性紅土，此一區域最盛時期栽種面積廣達 60 公頃，產量冠於全台。

相較於進口的大陸菊，台灣杭菊的花朵為球狀，形狀完整但也比較小顆，聞起來帶著微微菊花香，很是清雅。其實在台灣栽培杭菊是一件辛苦的事，一朵菊花的綻放需要費時 8 個月的時間，期間還得與蚜蟲啃咬對抗、歷經大雨與秋颱考驗，保護枝枒順利生長、脆弱花苞結出，實屬不易；即便來到採收期，在冬季盛開的杭菊田中招集人手一朵朵手工摘採，又是另一項大工程，稍有不慎，菊花就會散盡花瓣，而且每 10 公克的新鮮台灣杭菊僅能烘製出 1 公克乾菊，所以能找到無毒杭菊是非常難能可貴的事。

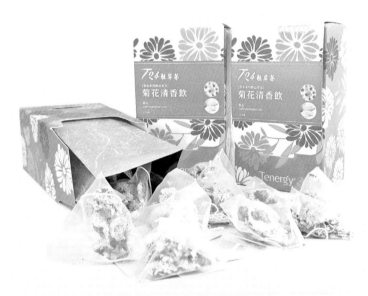

產自苗栗銅鑼九湖台地，選用無農藥、不使用化學肥料、小農栽種的杭菊。
三角茶包的設計能讓花瓣充分伸展，釋放好滋味，菊花、茶包袋、棉線均
通過 SGS 安全檢驗，食安有保障。

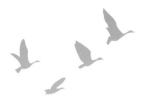

張家農場的無毒百豆王

在所有推出的 24 節氣飲品中，高鈣黑豆飲、黑豆甘草飲是我們於兩岸銷售時最為自豪的品項。其所採用的青仁黑豆由分布於台南嘉南平原上的張家農場所栽種，當初在無毒栽種技術上的改良也得到友善大地的幫助。麻豆區與佳里區一帶地勢平坦，土地肥沃，因土壤排水性良好，土層深厚，微酸性砂質土壤富含均衡的有機質，引自嘉南大圳的灌溉水質甘冽，適合種植果樹和作物。

擁有自然環境的先天優勢之餘，張家農場主理人張順成遵循自然農法耕種青仁黑豆，秉持友善環境的有機作法，不使用化學肥料及農藥，以有機肥及微生物肥料進行栽培管理。故而在不使用除草劑的堅持下，為避免雜草吸收掉土地養分影響黑豆生長，90 天的栽種過程至少歷經 3 次以上的人工除草作業。

採收方面，豆類農作物最害怕的就是落葉劑，雖然施以落葉劑能讓葉子在 3 天內自動掉落，但張家農場不行此道，以自然熟成法靜待作物落葉，約經 1 個月作物整株乾枯後再人工分梯採收；採收下來、尚未脫殼的青仁黑豆會在田間進行 5 到 7 天的日光浴，送去脫殼後再進行二次日曬，最後同樣以人工方式去蕪存菁選豆，不讓瑕疵黑豆破壞風味。

粒粒皆辛苦的無毒黑豆 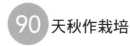 天秋作栽培

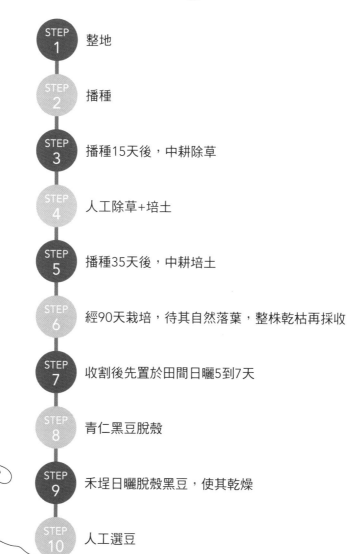

STEP 1 整地

STEP 2 播種

STEP 3 播種15天後，中耕除草

STEP 4 人工除草+培土

STEP 5 播種35天後，中耕培土

STEP 6 經90天栽培，待其自然落葉，整株乾枯再採收

STEP 7 收割後先置於田間日曬5到7天

STEP 8 青仁黑豆脫殼

STEP 9 禾埕日曬脫殼黑豆，使其乾燥

STEP 10 人工選豆

整體作業的時間成本與費工程度可見一斑，採收完成的黑豆品質穩定良好，更顯得彌足珍貴。張家農場的優質黑豆也通過 ISO 9001:2015 品質管理系統、SGS 檢驗、有機農產品驗證等三大認證。

青仁黑豆又稱為烏豆，蘊含對身體有益的豐富元素，如：維生素及異黃酮素、花青素、多酚、卵磷脂／纖維素等；黑豆也是人體非常重要的植物性蛋白來源，其蛋白質含量比肉品還多，卻不會像肉品增加心血管的負擔，最重要的是能協助代謝血脂，良好的血脂代謝對於排卵功能及助孕十分重要。明代李時珍的《本草綱目》記載，黑豆具備治腎病、利水下氣、活血、解毒的功能。針對現代人飲食多重口味、鈉含量高，飯後飲用一杯黑豆甘草飲能夠有效幫助消除水腫。

「走出這家店，你在外面可是喝不到這個味道的！」這是我坐鎮廿四芳鳴鶴古鎮店時，向當地遊客推薦黑豆系列飲品的自豪之語。為什麼我能如此引以為傲？因為主要原料——黑豆，是每間店當日炒豆再製作成小顏黑豆水等黑豆相關飲品。為了保有黑豆的新鮮度，炒豆機每次只炒 500 公克黑豆，經過 1 小時的小火慢炒，細微的火候拿捏將黑豆炒到熟而不焦的狀態，如此炮製過的黑豆所悶煮出的黑豆水香氣，有別於利用烤箱設定烘熟的黑豆。每一次的炒豆量只能做出 10 杯小顏黑豆水，如此費工製作，敢像我們這麼堅持的沒幾家，這也是不容易被同業模仿風味、被市場淘汰的關鍵，我們將對草本的熱忱都灌注在每一杯漢方節氣飲品之中。

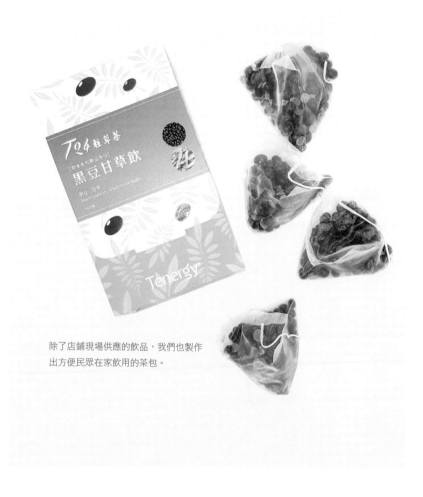

除了店鋪現場供應的飲品，我們也製作
出方便民眾在家飲用的茶包。

天一本草走入生活

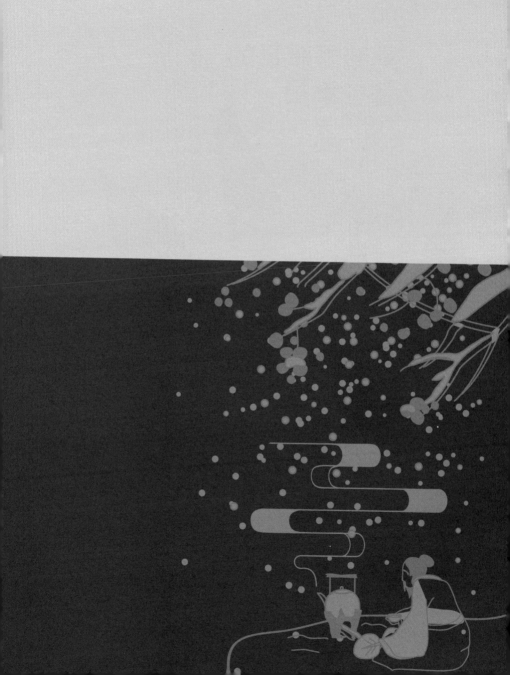

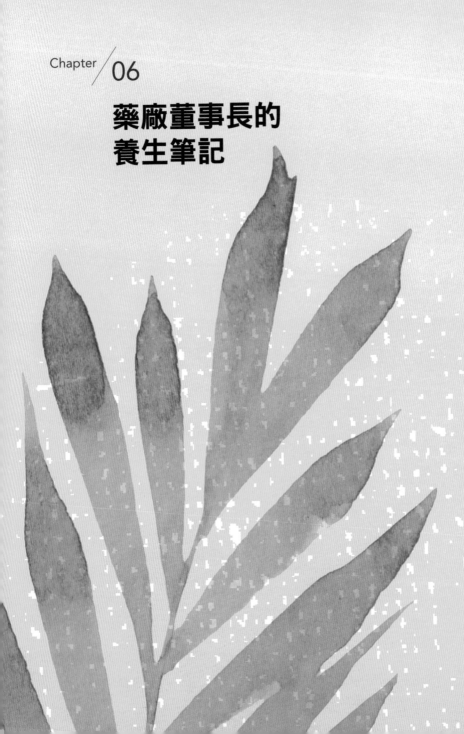

Chapter / 06

藥廠董事長的
養生筆記

出身漢方中藥材世家的緣故，讓我特別重視依循自然節氣過生活，中藥具有藥食同源的特性，既是治病藥材同時也是食物。哪個季節該吃什麼燉補藥湯，是我們這一代中藥材人的內在記憶。歷經旅居加拿大 10 多年的生活後，回看漢方中藥材，更能深刻地體悟到這是東方哲學，也是我們的日常生活保養之道。

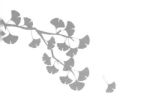

跟著節氣時辰過生活

住在加拿大的 10 多年，當地中草藥物資缺乏，如前文所述，一直都是仰賴台灣家人每回準備一年份的真空藥材，如四物、當歸和龜鹿二仙膠。其實不論你是什麼人種、住在哪裡，只要跟著節氣、時辰過生活，就是一種依循自然、健康的生活方式。

所以每每進行公開演講時，我常呼籲，雖然現在各地超市蓬勃、進口蔬果多元，買菜變成一件很便利的事，但偶爾也要去傳統市場、黃昏市場或水果行走走，看看這塊土地上當令時節盛產的作物為何，又有什麼是你身處居住地的特產，「吃在當季當令」往往是最健康、最經濟，也是最懂生活樂趣的人。

時辰方面，《黃帝內經》的養生理念講究「十二時辰養生法」，指的是每個時辰對應一條經脈，每條經脈又聯繫著相應的臟腑。只是經濟進步、工業進化和科技的與時俱進，要配合時辰來生活確實有些難度。我總會提醒，最好培養晚上 11 點到凌晨 3 點入睡的好習慣，避免熬夜，因為這段時間是身體休息及進行自我修復的運作階段，而且是進入熟睡狀態，如能養成，將對身體十分有益。晚飯也盡量不要吃得過多、太晚吃，或是又吃宵夜，這都會影響睡眠。

在公開演講的經驗中，偶爾也會發生一些有趣的事，有些男性看到我的背景是天一藥廠，常會在演講後私下來找我，想知道有沒有什麼藥吃了可以又強又勇，而我的回答總是：「你想要強又勇是嗎？我老實告訴你，那只存在於廣告裡，全世界沒有一種藥適合所有男人，能既強又勇卻不傷身。不要隨便聽信江湖術士的話，去吃些有的沒的，食療還是最好，頂多吃龜鹿二仙膠可以幫助你顧筋骨。」

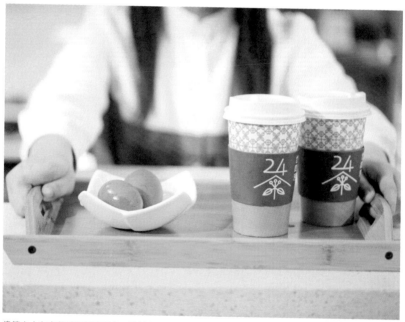

儘管自小在中藥鋪的環境長大，陳慧娟認為維持人體健康的不二法門是吃得均衡與養成運動習慣。

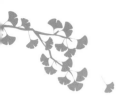

靠生化湯活血化瘀

自打青春期時，祖母會為家中經期來訪的女性準備生化湯。此一生化湯出自中醫典籍《傅青主女科》，主要由當歸、川芎、桃仁、炙甘草、炮薑 5 味藥組成，用於活血化瘀、溫經止痛，適合經期的頭兩天飲用，對於一些受到痛經困擾的女性而言，喝生化湯可幫助子宮收縮。

一般來說，大多數女性會在 45 至 55 歲之間進入更年期（Menopause），但或許是因為有這一道保養食療過程，我們家一眾姊妹的更年期來得較晚。

有別於月經期間喝的生化湯，四物湯訴求補血調經，適合於經期過後服用。身為女性，最能理解身體會遇到不同的症狀，而導致生活受到影響，故而特別用心著墨於女性調理養生的產品研發。像是後來天一團隊以複方草本萃取液開發「調理子」、「顧身子」兩大果茶調飲系列，便分別具有生化湯和四物湯的效用，讓現代女性只要用溫熱水沖泡調勻，就能輕鬆便利的完成每月調程保養。

四物湯之君臣佐使

四物湯為女性補血與活血調經的經典方劑，其方劑組成善用了「君臣佐使」的處方結構。

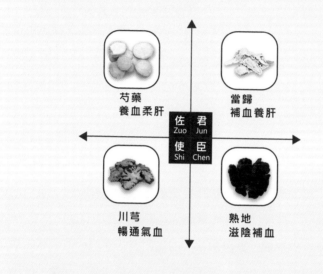

芍藥
養血柔肝

當歸
補血養肝

佐 君
Zuo Jun
使 臣
Shi Chen

川芎
暢通氣血

熟地
滋陰補血

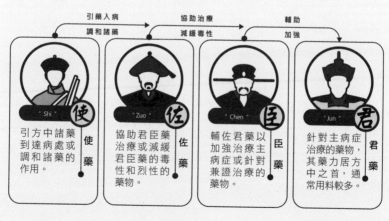

引藥入病　　　協助治療　　　輔助
調和諸藥　　　減緩毒性　　　加強

" Shi "　使
藥

引方中諸藥
到達病處或
調和諸藥的
作用。

" Zuo "　佐
藥

協助君臣藥
治療或減緩
君臣藥的毒
性和烈性的
藥物。

" Chen "　臣
藥

輔佐君藥以
加強治療主
病症或針對
兼證治療的
藥物。

" Jun "　君
藥

針對主病症
治療的藥物，
其藥力居方
中之首，通
常用料較多。

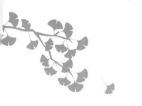

泡腳讓你人老腳不衰

俗話說：「富人吃蔘，窮人泡腳。」研讀過《黃帝內經》的人都曉得，書中十分強調以「泡腳」作為日常保健之道。足部有 60 多個穴位和人體相連，睡前透過對足部的刺激，能對應到全身的機理作用，促進新陳代謝，減少疾病的產生，起到保健作用。有道是「睡前泡腳，比你吃多少補藥都管用」，對於久坐辦公桌、鮮少運動的上班族來說，是最輕鬆便利又能刺激血液循環、幫助睡眠的養生方法。

「樹枯根先竭，人老腳先衰；諸病從寒起，寒從足下生。」這句話闡明雙腳是人體的第二心臟，卻是負擔最重、最少被照顧，所以是最容易衰老的地方。最具代表性的案例，就是我自己的婆婆。猶記 1990 年代，國外風行泡腳機，旅居加拿大的我們便扛了一台回台灣給長年腳痛的婆婆使用，10 多年來，即便天氣再熱，她也毫不間斷地使用，果真改善了腳痛問題。因為這個緣故，我也遵循《黃帝內經》的配方，研發漢方沐浴系列，以草本為真材實料，絕不使用碎渣下腳料。

30 公克的沐浴包放入水盆，依個人喜好調整水溫，注入 1500 毫升熱水浸泡 10 分鐘後，即可入浴泡腳 30 分鐘。其中的主要成分益母草具去瘀生新、活血調經之效，艾草則有逐濕寒的作用。從年輕就開始養成睡前泡腳的習慣，能減緩現代化生活加速衰老的狀況。

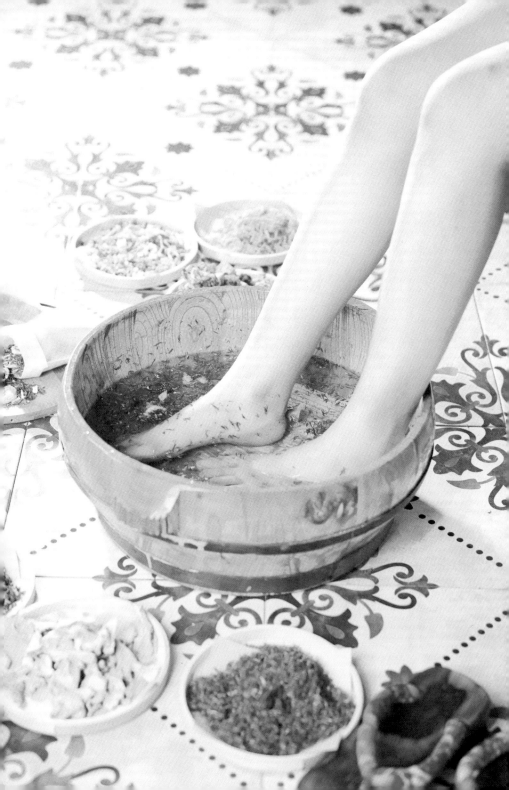

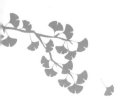

Herbal Tea 復興漢方草本茶

西方人愛喝茶，其花草茶種類也相當多元，以同樣的概念回看東方世界，青草茶可說是最具代表性、來源不可考的古老配方。

青草茶又名百草茶，取多種唾手可得的藥草組合而成。國內可用於青草茶的藥草種類約有 200 多種，而每家青草店各有經驗累積的偏方，多為訴求消除疲勞、清熱退火、生津止渴、健胃整腸及預防暑熱。但因為製作青草茶的藥草多元且隨處可見，一般消費者不應自行在平地曠野、路邊水溝採集野生青草烹調，以免誤飲殘留農藥、除草劑的青草茶。如果是在青草店購買青草茶或乾品，建議最好向店家了解配方，不要亂喝或長期每天喝，因為即使是熟悉植物特性的專家，也會有看偏的時候。

而我們所製作的天一青草露，是提供消費者健康消暑的養生飲品，由天一藥廠專業調配獨特比例，材料來源與長期關心農業及生態的友善大地有機聯盟合作，其中的青草與菱角殼原料源自於水菱有機農場。水菱有機農場位於二級保育鳥類長尾水雉的棲息地——官田葫蘆埤附近，這裡曾因為毒鳥問題危害水雉生存，在民間與政府努力下解決問題，水雉族群得以安養生息。水菱有機農場種植多樣青草植物以及有機菱角，更希望能夠引領官田農民經營不噴藥的水田，共同守護水雉與棲地生態。

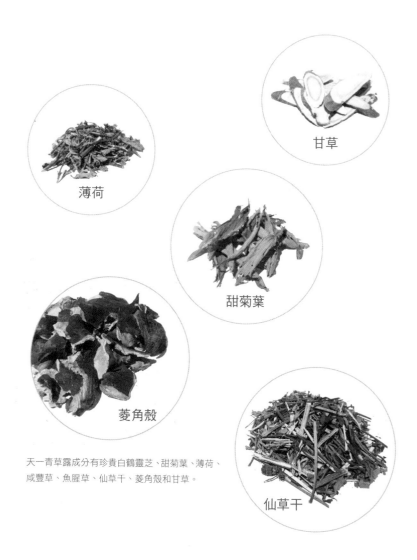

甘草

薄荷

甜菊葉

菱角殼

天一青草露成分有珍貴白鶴靈芝、甜菊葉、薄荷、
咸豐草、魚腥草、仙草干、菱角殼和甘草。

仙草干

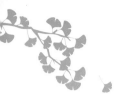

　　另一主要成分咸豐草，具有消炎、解熱、利尿的功效，是等級較高、屬性寒涼的清熱退火藥草。動物實驗中也發現，咸豐草的青草茶萃取液可提升細胞免疫反應，具抗發炎功能，也有保護肝細胞的效果。

　　現今走一趟香港、廣東，街上仍隨處可見涼茶鋪，但在台灣青草店愈來愈少見。如今我們的下一代自小被廣大、繽紛的手搖飲料市場所誘惑，甚至成為台灣之光遠播國際，對此我深感憂慮，也常常思考：老祖宗流傳下來的青草茶、漢方節氣飲品是不是有機會躍上國際舞台，成為創新的健康機能性飲料？

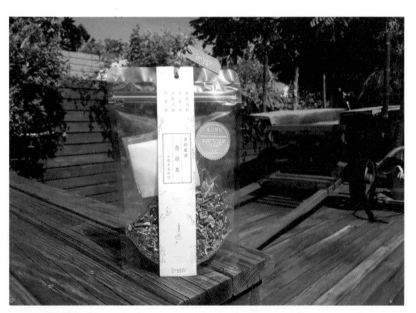

「大暑」的前後是一年中天氣最熱的時候，特別感到炙熱難耐，這時能來杯青草茶再好不過了。除了能於店鋪購買天一青草露之外，也有方便在家沖泡的古都菱香青草茶。

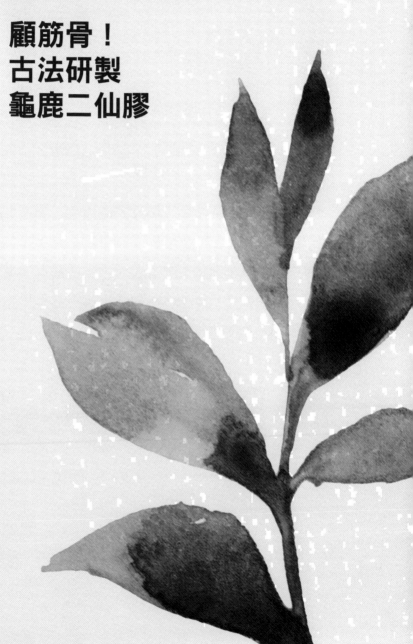

Chapter / 07

顧筋骨！
古法研製
龜鹿二仙膠

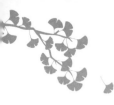

小時候龜鹿二仙膠就是家裡的常備補品。早期中藥行普遍都具備熬製龜鹿二仙膠的手工技藝，我們家的中藥鋪也會製作，每次做起來就是一批，老客人會來買走一大片，回家再自行分切，抑或切成一塊塊以玻璃紙包裝零售。後來因為實行食品安全衛生管理法，中藥行已經不能自製，必須在 GMP 藥廠製作。

重現古法新意製龜鹿

　　龜鹿源自宮廷食養文化，為歷代皇帝養生之重要食補。剛回台的時候，天一藥廠僅生產龜鹿二仙丸，但藥丸屬處方用藥，無法作為食品販售，也無法視為食療使用。當時市場上已陸續有其他藥廠以龜鹿萃取液製作龜鹿二仙相關產品，好奇心驅使加上為了市場考察，我買遍市面上知名的龜鹿二仙商品來試吃，卻發現和兒時記憶中的味道有很大的落差，深感納悶，於是向弟弟請教也順便提議：「我們藥廠要不要也來製作龜鹿二仙膠？」弟弟解釋：「你覺得吃起來和小時候的味道不一樣，那是因為成分不純，有些產品添加了其他東西去稀釋。道地純正的龜鹿萃取液原料昂貴，如果我們要遵循古法製作龜鹿二仙膠，難度相當高且費時……」

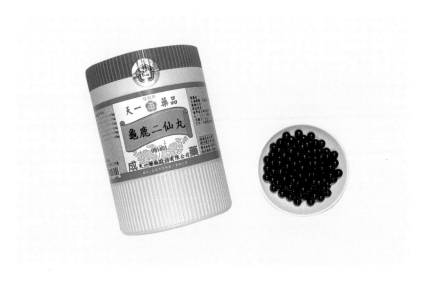

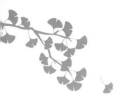

　　弟弟的一席話並沒有讓我打退堂鼓，或許冥冥之中，我已經預見這項產品的研發將為天一藥廠帶來嶄新氣象。聯繫過去幫台南老家中藥行製作龜鹿二仙膠的老師傅，歷經三顧茅廬才說服他將這項手工技藝傳授給我們，只是事情並沒有因此順利發展。

　　雖秉持以傳承古法手工流程融合現代萃取科技，但部分工序要轉換到機器設備端製作，仍需調整到合適的設定，譬如火力過大、膠液過稠都可能燒焦，使得整鍋報廢，當中試做失敗而倒掉的原料不知有多少桶；另外隨著不同季節的溫度、濕度各異，冬天和夏天製作時的收膠時間也不一樣。這慢工出細活的過程直到 2014 年，「龜鹿御品・滋補養生膠塊」才真正問世，成功打造最優質的養生聖品。

　　具有牙醫背景的先生曾一度受退化性關節炎所苦，那時他任職於骨科的同學原本建議先生打玻尿酸治療。但此一療法治標不治本，因為玻尿酸治療一次注射約可維持 3 至 6 個月，保護軟骨防止磨損，但當玻尿酸消耗完畢後，患者若感到疼痛不適時，需要再次施打。當時天一藥廠剛研發出龜鹿御品，我便請先生吃吃看，如果沒有效用再去施打玻尿酸。沒想到吃了 3 周後，先生的退化性關節炎真的改善了。

龜鹿御品製膠秘技

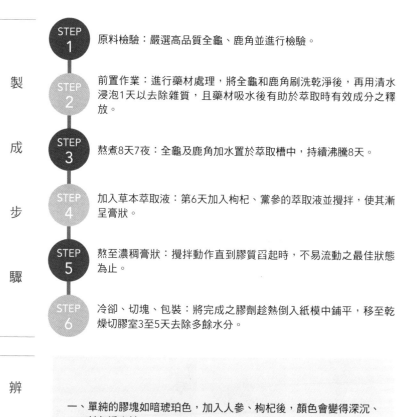

製

成

步

驟

STEP 1 原料檢驗：嚴選高品質全龜、鹿角並進行檢驗。

STEP 2 前置作業：進行藥材處理，將全龜和鹿角刷洗乾淨後，再用清水浸泡1天以去除雜質，且藥材吸水後有助於萃取時有效成分之釋放。

STEP 3 熬煮8天7夜：全龜及鹿角加水置於萃取槽中，持續沸騰8天。

STEP 4 加入草本萃取液：第6天加入枸杞、黨參的萃取液並攪拌，使其漸呈膏狀。

STEP 5 熬至濃稠膏狀：攪拌動作直到膠質舀起時，不易流動之最佳狀態為止。

STEP 6 冷卻、切塊、包裝：將完成之膠劑趁熱倒入紙模中鋪平，移至乾燥切膠室3至5天去除多餘水分。

辨

別

優

劣

一、單純的膠塊如暗琥珀色，加入人參、枸杞後，顏色會變得深沉、較無透光性。

二、單純的膠塊地較為堅硬，加入人參、枸杞後，延展性較高如牛軋糖，且拉扯後不會還原。

三、市面上常見劣質品參雜，若加入凝固劑，質地堅硬如糖果；又若加入洋菜粉，質地軟如果凍。

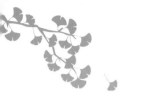

嚴選素材慢萃不燥熱

龜鹿二仙膠，此一古方由 4 種中藥材——龜板、鹿角、人參、枸杞子四味藥之萃取液熬膏而成，故也稱為「四珍膠」。二仙，有陰陽調和之意；龜板向下，每天接觸地氣，代表極陰；鹿角朝上生長，每天吸收陽光，代表極陽。

我們遵循古法的製造方式非常繁複，在重視品質、味道兩大前提之下，為避免動物性成分的腥味，必須嚴選龜鹿高品級材料，並充分以活水淘洗附著雜質後，方可開始製作。選材完畢後以慢火工法熬製，從萃取進入濃縮膠態，再經冷凝包裝，完整製程需歷時 15 至 20 天。

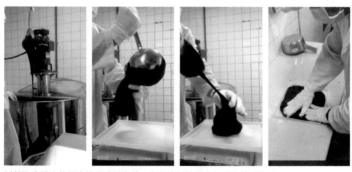

以萃取液慢火熬製出的呈濃稠膏狀，必須施以相當力氣才能著手塑形。

其中材料，全龜進口自巴西，且為 2 年以上的烏龜才富含膠質。至於鹿角，產自美、加、澳洲的紅角鹿；公鹿每年在交配期過後，鹿角會整副自然掉落重新長出，所以在產鹿國家郊外，當地人就可以撿到鹿角。這裡要特別說明的是，我們絕不採用人工鋸斷的鹿角，因為這種非自然作法取得的鹿角，骨輪中殘留的血絲在熬製後會產生腥臭味，膠質也不夠。

俗語說：「醫者父母心」，中藥行出身的我認為，製藥、做食療食品應當秉持良心事業而為之，不自然的物質不該添加，取材選材嚴謹看待。推出龜鹿御品的過程，雖然苦了藥廠團隊，但我從未放棄要做出一個最純、最真、價格合理的滋補養生膠塊。

由於我們堅持不添加凝固劑，所以製作出來的龜鹿御品膠塊於常溫下並非硬塊，甚至用手去拉伸膠塊，仍可感受其富有彈性而不堅硬易碎；如果進一步放到陽光下，將如同膠質一樣會有軟化的情形。色澤方面，依循古方製成的龜鹿御品膠塊是灰褐色，有些藥廠市售的產品為琥珀色透明膠塊，其添加成分僅有龜鹿二種，若依循經典添加草本素材，實際應呈灰褐色，如同中草藥湯常見之色澤。

此外，醫藥團隊考量到現代人的飲食習慣，添加黨蔘，讓食性相對不燥熱，同時食用方式上更平易近人，成為術後、長輩保養、男女元氣飽滿的好選擇。龜鹿御品是最適合各年齡層、各種體質的食療保健

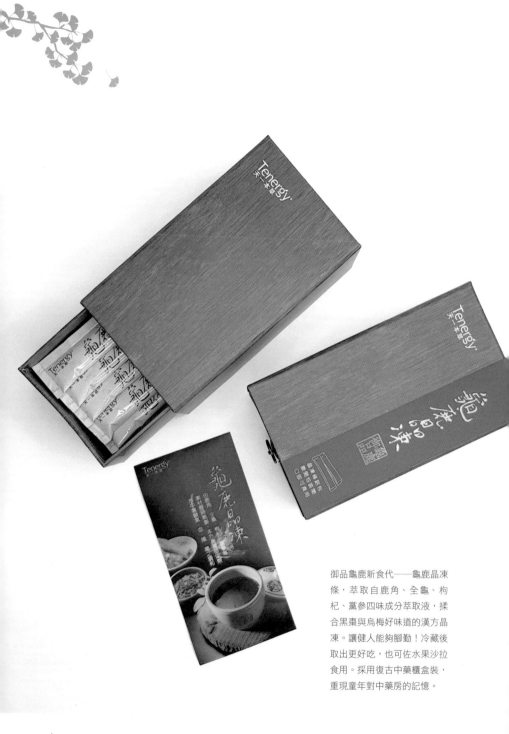

御品龜鹿新食代——龜鹿晶凍條，萃取自鹿角、全龜、枸杞、黨參四味成分萃取液，揉合黑棗與烏梅好味道的漢方晶凍。讓健人能夠腳勤！冷藏後取出更好吃，也可佐水果沙拉食用。採用復古中藥櫃盒裝，重現童年對中藥房的記憶。

品,特別是有調理需求的小孩,成長至 6 歲後,每 1 至 2 個月吃一次食療,未滿 6 歲前只要多攝取天然、新鮮的食物就好。

　　而正在坐月子的媽媽們也很適合吃,對於修復調理極有幫助,還可以透過母奶予以嬰兒吸收。日前一位在美國生產的朋友捎來好消息,順利生產第二胎之外,也感謝我寄給她的龜鹿御品,「吃了養生膠塊之後,恢復速度和身體狀態,與第一胎產後的感覺差很多呢!」她如此說道。

　　當今世界受到全球化和科技等因素持續改變,日益要求企業不斷學習和適應。天一藥廠是製藥專業、代工多項市售品牌的 30 年資深科學中藥廠,秉持嚴謹製程之餘,懷抱傳承中藥養生文化之使命,近年亦不斷發展創新。龜鹿御品養生膠塊定期送檢,出品至今已成為藥廠品牌代表作。

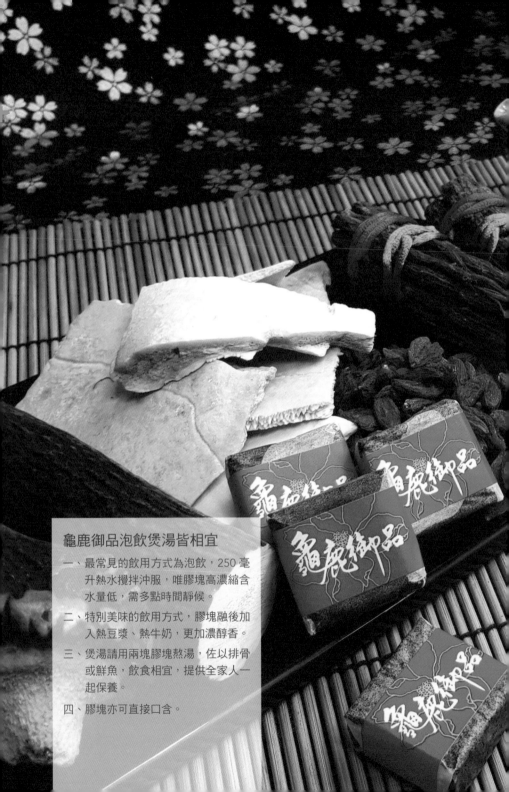

龜鹿御品泡飲煲湯皆相宜

一、最常見的飲用方式為泡飲，250 毫
升熱水攪拌沖服，唯膠塊高濃縮含
水量低，需多點時間靜候。

二、特別美味的飲用方式，膠塊融後加
入熱豆漿、熱牛奶，更加濃醇香。

三、煲湯請用兩塊膠塊熬湯，佐以排骨
或鮮魚，飲食相宜，提供全家人一
起保養。

四、膠塊亦可直接口含。

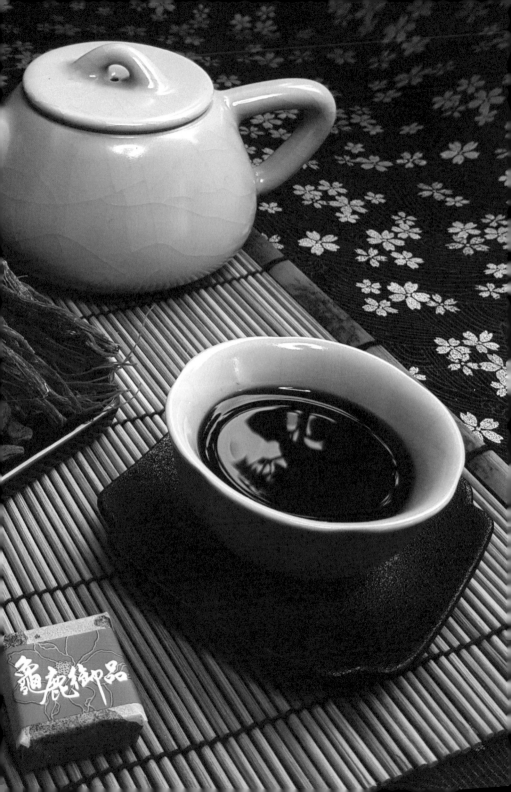

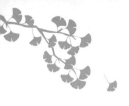

　　實際走訪天一藥廠觀摩「龜鹿御品‧滋補養生膠塊」的製作過程，才真正了解何謂遵循古法製作。堅持不添加防腐劑，以全龜、鹿角、枸杞、黨參四味素材萃取液，熬製到濃縮膠態，含水量低於10%，接近年糕狀。由於水量偏低且不添加凝固劑，無法鑄模成膠，採成膠後全塊切割。有別於其他同類產品含水量高達35%至40%，其濃縮後的膠態具流動性，才能如製作巧克力片般灌注到機器模型中定型，但也因為含水量如此之高，後續必然會加入凝固劑等相關成分使其成膠。天一出品的龜鹿御品低含水、高濃縮的好品質，深受業界肯定，不少看中這塊市場商機的生物科技公司爭相尋求合作。

　　這裡必須提醒讀者的是，「龜鹿二仙膠」為中醫藥典籍固有方劑，屬藥品級中藥方，成分為「龜板、鹿角、枸杞、人參」四大中藥材，而屬食品類的「龜鹿御品」的成分是「全龜、鹿角、枸杞、黨參」，適合保健養生之用。其次，不少市售龜鹿二仙膠都宣稱具有療效，然一般人辨識不易，經常有不肖業者使用劣質品魚目混珠，有些業者為了方便製作，其成品只有龜板跟鹿角組成，也自稱是龜鹿二仙膠；又或用腐食劑浸泡龜板、以不明添加物稀釋降低成本，甚至帶有肉類腥臭的味道，療效方面自然有限。在選購上，務必細看成分說明並挑選有信譽保障的 GMP 藥廠出品。

Chapter / 08

開發女性
調理市場

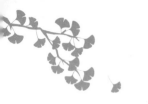

人生中的每個成就絕非偶然,而是來自生命歷程中不同階段的積累。34 年前(1985),我成立了全台首家中醫坐月子中心,那是移民加拿大前很重要的一段經歷,也是後來天一本草研發出「愛小月·調理組合」的關鍵契機。當時產後照護在台灣才剛起步,憑藉專業頂級的服務,一時之間蔚為風尚。

引領台灣第一間坐月子中心

　　時間追溯至天一藥廠成立後的第 2 年，行政院衛生署中醫藥委員會的兩位主任委員張齊賢、黃民德共同促成台灣三大中藥廠──天一、順天堂和勝昌製藥合辦「文化中醫醫院」，由天一藥廠負責營運，落址於今日的台北市中山北路上，這家中醫院的開辦與將中醫納入勞保體系，於今日中醫藥發展史上具有劃時代的代表性意義。

　　當時已婚且身懷老二在家待產的我，在身為董事會一員的父親召喚之下，進入中醫院擔當護理部主任。那時的文化中醫院前身為飯店建築，作為醫療院所之用後，1 至 3 樓為中醫師看診診間，4 至 7 樓為套房式病房，但 42 間的病房使用率極低，除了藥浴，主要的治療方式大多可門診處理；時至今日，在西醫系統領導醫療體制的態勢下，中醫病房在全國總床數仍不足百床。

　　在那個年代，已陸續有北漂青年在台北落地生根，不少女性婚後生完小孩，有人請假回娘家坐月子，有人將媽媽接上北部幫忙，也發展出專門供人坐月子的公寓。在我的懷孕過程中，由於身處中醫師的工作環境因而獲得不少孕期、產後的調理建議。產下兒子後深感這一胎的恢復狀況有別於生大女兒時，讓我更加重視坐月子的重要性。

　　有鑑於中醫院病房閒置，產後調理又以中醫保健為王道，遂向董事

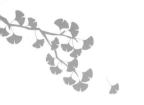

會建議開辦「中醫產後調理中心」，但遭到反對，包含家父也不贊成，他們覺得怎麼可能會有生意？

一直以來我的個性就是「你越覺得我做不到，這件事不可行，我更要證明給你看！」向父親借了 200 萬，決定自己著手進行，心想如果 200 萬賠完就放棄了。辭去護理部主任一職，將中醫院 4 到 7 樓承租下來，就這樣開始了第一次的創業經驗。借重先生的西醫人脈資源，延請小兒科醫師負責嬰兒照護，中醫師為產後的媽媽們進行個別把脈、調理，食療方面則由廚師進駐專職負責烹調，包括點心一天共 5 餐。

當時一天要價 3800 元的中醫產後調理中心，受歡迎的程度幾乎是一床難求，往往 3 個月前就需要事先預約。為了緩解這個現象，我常需要苦口婆心和客人們溝通，在中藥調理之下，坐月子的天數約莫 10 天就足夠，之後便可以回家休息，將床位讓給剛生產完真正需要被照顧的媽媽們。相較於現今的月子中心型態，調理的作用有限，反而變成只是提供媽媽和小孩一個豪華的休息空間而已。

在此過程我也深刻體會到，只要將事情做好，財富自然會跟著來，但若只想著要賺多少錢，阻礙你的那道牆反而會在無形中產生。

　　陳慧娟成功推動中醫產後調理中心的運作後，對商業經營與行銷管理產生濃厚興趣，因而進入淡江大學公共關係學系專修班二度進修。當時的老師在得知她的護理背景之後，便建議她不該只把眼光放在護理專業，「醫療公關」正是當時醫藥界所缺乏的人才。

　　當時陳慧娟也確實聽取這個建議，和 5 位夥伴成立了公關公司，為婦產科、整形外科等醫療院所塑立企業形象與協助公共關係事宜。過程中因擔任藥師公會的公關代表，參與 1996 年台灣醫藥版圖重大變革——醫藥分業雙軌制。意外的人生歷程，使她對台灣醫療體系有更清楚的認識，自此也與行銷業結下不解之緣。

　　日後移民加拿大，仍活躍於行銷領域。

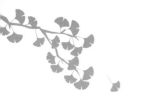

小月子調理滋養：排、補、息

　　旅居國外期間，結識了許多西方友人，目睹她們由於欠缺適當養護，產後身體狀況多半不佳。而「坐月子」是東方文化數千年來的智慧結晶，更是華人對母親最貼心的回饋。回國接任台灣第一家 GMP 藥廠總經理，在「中藥生活化」的企業目標之下，第一個專注方向便是女性最重要的產後調理。於是，滿載愛和關懷的能量，「愛月子」產品乘願而生。

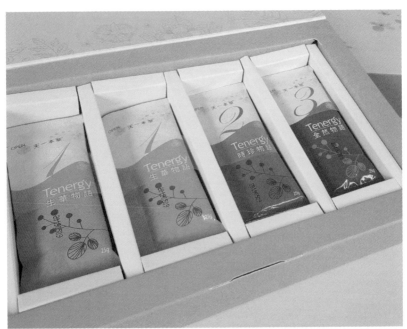

草本生活化的產品設計以考量現代人處境為前提，可隨身攜帶的「小產調理組合果茶調飲包」便是最具代表性的產品之一。

　　對產後女性而言，生產後的體質面臨重大改變，坐月子就是修復調理的關鍵時刻，甚至有不少原本體質較差、易過敏的女性，在認真坐月子後改善了原本的問題。於坐月子調理方面，我還特別關注到另一層面「小月子」，即流產小產後的調養時間。

　　隨著出生率逐年降低、人們的經濟生活越發上揚，月子中心盛行，但小產或因其他因素未能活產的女性卻是鮮少為人關心的不明黑洞，對於「小產調理」相當隱諱且資源不足，如果又是職業婦女的身分更可能疏於身體調養，殊不知流產、小產對身心來說都是一大傷害。

　　我也了解到，小產、流產並不像做月子可以好好休養，如何一邊上班、一邊照顧自己，甚至想要低調靜養，是做小月子時最大的挑戰。在製作「愛小月・小產調理組合」時，我們考量到女性的現實處境，以最便利又不打折的調理，設計出可隨身攜帶的複方草本萃取液，製作成方便飲用的果茶調飲，完全沒有中藥材的苦味。此雖非大眾化市場，但天一本草懷抱父母之心的品牌理念，善用排、補、息的概念，在 15 天內確實做好新生、補充與休息，為小產女性帶來充足的營養，只要持續和自己的身體好好相處，就能回歸正常生活作息。事實上，「愛小月・調理組合」的推出，透過網路商店的管道銷售成績亮眼，恰恰反映出此一族群需要被好好照顧。

三階段 15 天漸進滋養

【第 1 階段　化露新生】

生華物語：特別添加益母草，能活絡新生，促進新陳代謝，為調理根本。

小產後兩日（有惡露時）可使用，每日早晚飯後各一包，200 毫升溫熱水沖服。共 5 天，10 包。

【第 2 階段　溫補循序】

時珍物語：四物 X 四君，佐紅棗、枸杞、黃耆，溫和養顏，營養補給，增強體力。

一天一包，午餐後使用，200 毫升溫熱水沖服。共 5 天，5 包。

【第 3 階段　熱補漸進】

全然物語：嚴選當歸、人參、紅棗、枸杞、杜仲、冬蟲夏草菌絲體等滋養素材，用意在滋補強身，維持健康。

一天一包，午餐後使用，200 毫升溫熱水沖服。共 5 天，5 包。

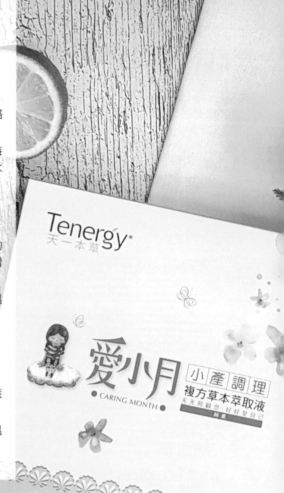

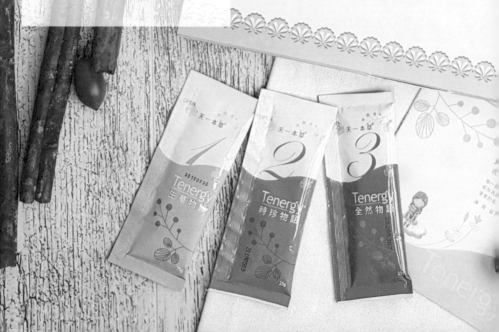

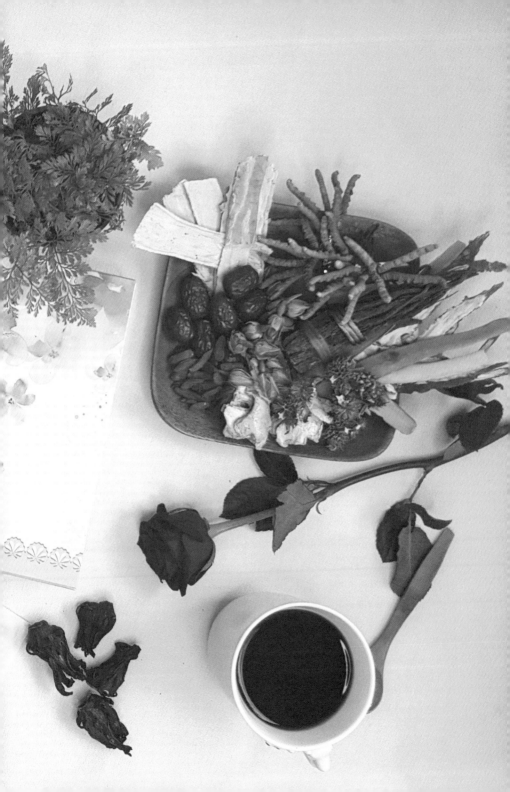

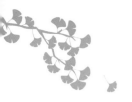

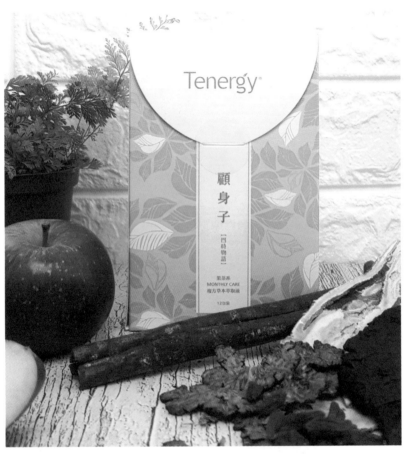

適用：男女少青中老

用法：男性無時段限制，女性建議生理期結束後使用，1 至 3 天 1 包，與 200 毫升溫開水調勻後飲用

「顧身子」果茶更是四物飲，由專業中醫師團隊開發「階段式調程」。採取純粹四物，搭配桂子、枸杞子與天然果汁調味而成，致力於發揮四物獨到特性的同時，讓不喜歡中藥味的人也可以輕鬆享受調理的成效和樂趣。對於現代人、特別是長期待在冷氣房的上班族來說，外在環境容易造成體內循環的負面影響，因而更需要正確食物的補充與滋養觀念的建立。每月一調程，健康又美麗。

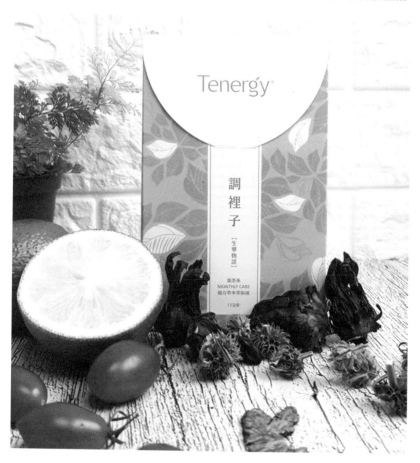

適用：初經後的女性

用法：於生理期頭兩天食用，1 天 1 至 2 包，與 200 毫升溫開水調勻後飲用

「生理期」是女人最重要的生命歷程，從少女初經一直到停經的幾十年期間，身體會遇到不同的症狀，生理痛、經痛常導致生活受到影響。「調理子 - 月之事調理」以果茶的味道調和、不苦澀，讓調理也可以享受優雅自在，省下時間。慢慢去改變自己，熱水沖服，養成熱飲的好習慣。

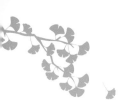

　　全球經濟的運轉越來越快，世界開始趨向扁平化，科技浪潮來勢洶洶，360 行都試圖與科技產生一點關聯，與「Tech」有關的創新英文複合詞陸續出現。很快地，我們可能不再需要貨幣，手機支付與虛擬貨幣將改變過往用錢的認知；電動車、無人車的發展，也改變世人對於運輸工具的使用方式。那麼自神農嚐盡百草的不可考時空，便仰賴至今的中草藥該何去何從？

　　陳慧娟在加拿大待了 10 年，她說移民是人生很重要的歷練，如果沒有走這一遭，她不會擁有全新眼界看待過往再熟悉不過的中草藥領域。從事廣告行銷的經歷，也讓她培養出為客戶展望未來 10 年市場趨勢的敏銳度。所以進入天一藥廠之後，陳慧娟同樣以「前瞻 10 年」的態度為藥廠經營問診把脈、撰寫藥方，其後推出的龜鹿御品、小產／產後調理組合，確實成為長銷商品，足見其眼光之遠大、精準。

　　而今她的新事業「漢方節氣飲品」，一舉推出茗京萃、廿四芳兩大品牌，欲在全球攻城掠地，同樣令人不禁好奇陳慧娟的下一步會怎麼走。

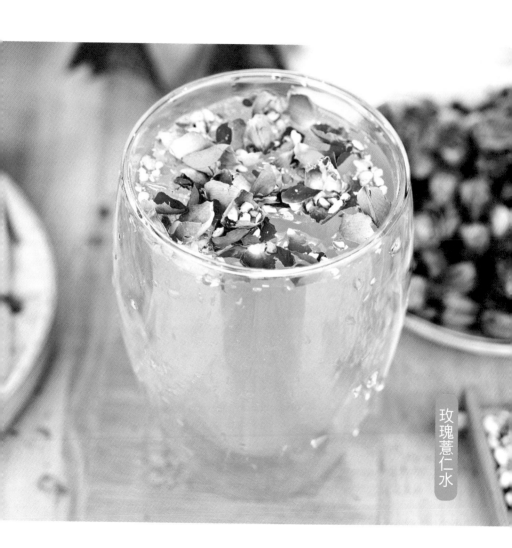

玫瑰薏仁水

漢方節氣飲品

大膽前行擁抱創新

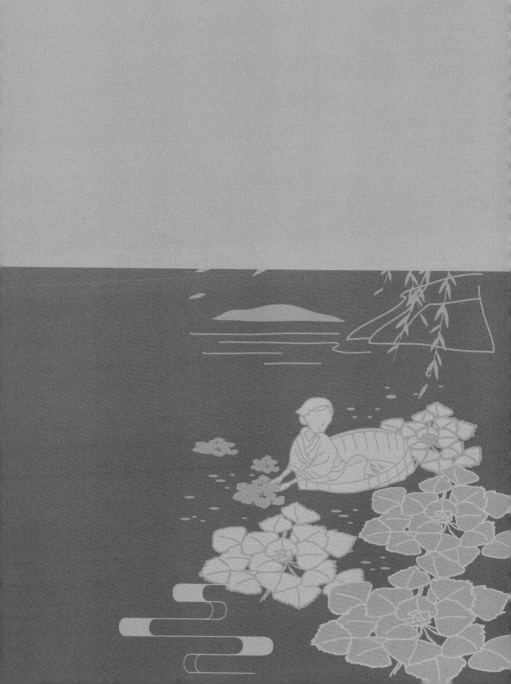

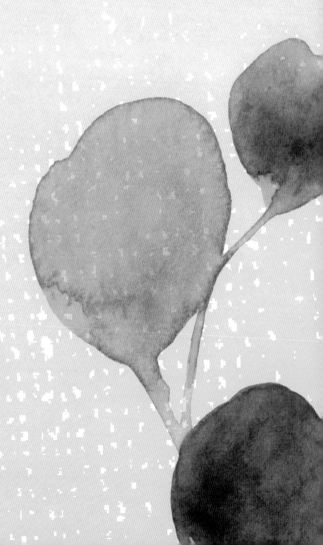

Chapter /09

老祖宗生活智慧：
二十四節氣

黃帝內經中沒有任何一張處方，但其對節氣、時辰與臟腑經絡的觀察卻相當深入，雖然諸如「日出而作，日落而息」的觀念已不太適用現代社會，加上全球暖化造成季節氣候變遷，但在養生觀念方面仍具參考價值，只是如何與時俱進將「古代的黃帝內經」變成「現代的黃帝內經」，是我持續在思考的方向。回台至今，自重建「天一藥廠」到創立「天一本草」，我從《黃帝內經》為出發點，以中醫藥理論為基礎，所有關注的面向也都在中草藥領域裡著墨，追本溯源了解人體養生的基礎與運行，無非是希望將草本市場做得精、做得深，再做得廣，才能真正立足於漢方草本市場。

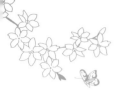

24 節氣對應 12 時辰

多年受邀演講養生議題的過程，常常覺得自己的收穫比聽眾要來得多，談中草藥的使用概念、如何將漢方應用到生活、教婆婆媽媽們居家燉補的正確觀念等，過去潛移默化於生活之中，被我視為理所當然的一部分，要轉換成語言向人傳授、甚至落實生活化，自然需要進一步做功課以加深聽眾的理解。所以為了準備演講內容，大量閱讀、資料收集與向身邊的中醫藥前輩請益，便成為我的日常作業。也是因為這個過程，才深刻了解「順應節氣飲食」、「跟著時辰作息」就是養生竅門的二大基礎。

譬如從立春至穀雨中間經歷 6 個節氣，這段期間的養生保健之法皆強調柔肝養肝的重要性，食療調理之法則注重疏肝理氣的草藥和食品。再對應到 12 時辰臟腑經絡的原理，凌晨 1 點至 3 點（丑時）走肝經，是肝臟修復的時間，所以熬夜的人易患肝病，面色會顯得青灰，情志倦怠而易煩躁。也就是說，12 時辰和五臟六腑及經絡密切相關，每個時辰都有一個經、一個臟腑值班。讀通《黃帝內經》讓我猶如醍醐灌頂，俗有云：「禍從口出、病從口入」，一個人的身體只要出了毛病，泰半都是吃得不對，如果能設計出將肝、心、脾、肺、腎之五臟調理與節氣結合，發展出訴求漢方機能性特色的節氣飲品，那麼離實踐「現代黃帝內經」的理念，相信也就不遠了。

24 節氣臟腑養生重點

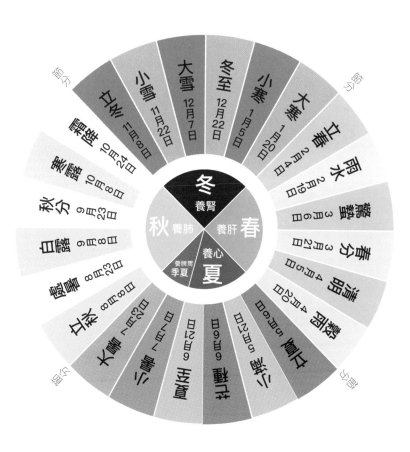

12 時辰臟腑經絡養生法

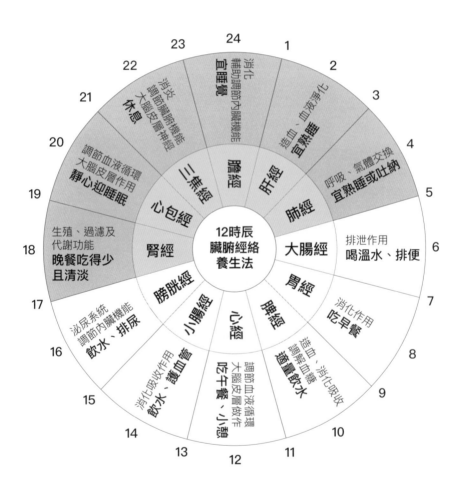

苦到不行的養肝茶

有了開發對應 24 節氣漢方養生飲品的想法，我與藥廠團隊的腳程立馬又動了起來，集結中藥師、中醫師一同參與，但研發調配過程的難度不輸當初製作龜鹿御品。

我到現在都還清楚記得團隊拿著根據古籍處方調配出來的養肝茶，一入口，那滋味實在是苦到不行！我像是吃了誠實豆沙包般脫口而出：「就算這杯茶再怎麼有效，那麼難喝是要賣給誰？我們又不是要賣中藥液。」試飲後，有人認為：「不會苦啦！苦茶都有人在賣了……」雖然不無道理，但和我長期致力中草藥生活化的概念，仍有相當大的距離，即便是苦茶也漸漸消失在街頭，已稱不上普及性飲品。

要真正走入生活化，其風味必須為大眾所接受，才有機會普及化，甚至被年輕人所認同。所以在這之後，我們花了很多時間去規劃漢方節氣飲品的定位和風味，在中草藥的效用與好滋味之間進行細膩調整。

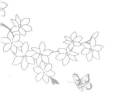

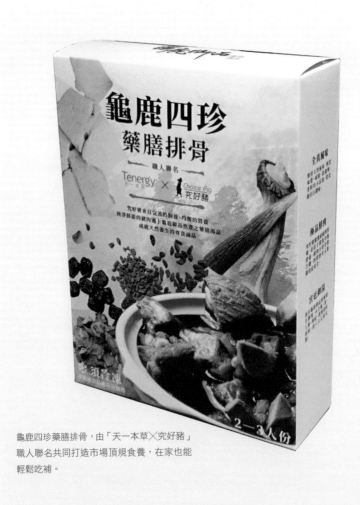

龜鹿四珍藥膳排骨,由「天一本草╳究好豬」
職人聯名共同打造市場頂規食養,在家也能
輕鬆吃補。

為傳統文化找未來

　　對於中草藥領域發展的執著，致力生活化的普遍性，強調創新創意的重要性，倒不是受旅居國外的優越感所影響，或是覺得只要是傳統就必須被推翻，恰恰因為如實知道《黃帝內經》與中草藥結合出的一脈傳統文化，與大自然、人體氣息的運行如此契合，才更要為傳統文化找出路、找傳承。鑒於中藥房的前車之鑑，經營數量年減 800 間。如何在這個老產業開闢出一條新的道路，是中草藥界當前最重要的課題。我想用一種貼近現代生活、活用科技的創新應用方式來推廣，讓年輕人更易於接受漢方節氣飲品，同時以草本大健康產業的方向為中草藥界培育年輕團隊。

　　實不相瞞，我原本的人生計畫是用 10 年的時間將天一藥廠重整後就退休，走上漢方節氣飲品這條路，還要朝全球推廣，可說是意料之外的計畫，也讓我體認到自己的階段性任務尚未完成。活到這把年紀，膝下兩位子女都各自發展得很好，也不愛錢，所以這麼努力的目的也不是為了賺錢，能如此投入、奔波於兩岸，是因為看到這個市場值得經營，如同我常與夥伴說的：「我現在賺錢幹嘛，賺的是遺產，我現在奮力打造出的平台，就是希望讓你們這些肯努力又有抱負的年輕人，可以在新興領域中有一個很精準的市場去經營，不只賺到錢，而且賺得心安理得。只要我們認真地做，健康產業是不會被淘汰的。」

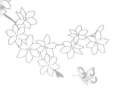

　　如果我們要探討經理人的決策養成，陳慧娟絕對是令人敬佩的企業領導者。從第一次以銳利眼光創辦台灣首座坐月子中心，便能了解在陳慧娟的人生字典裡，沒有故步自封、墨守成規的餘地。

　　旅居國外的歷練，促使她能以嶄新、全球化的角度來看待東方傳統文化。前行的路上，她敢於大膽假設，但絕不躁進，而是極有耐心地小心求證。在極為封閉傳統的中醫藥界，其擁有無比堅定的意志，不畏旁人的世俗眼光與看衰，不囿於現狀、甘於安逸，讓天一藥廠能在 21 世紀初再創巔峰。

　　我們也能從她一路的足跡，分析出成功的關鍵因子。一個人的成功絕非偶然，無論先天條件多好，在天時地利的前提下，如果沒有伸手抓住機會，抓住機會後沒有走對方向，亦是枉然。中醫藥的淵源，西醫護理系背景，出社會後跨領域進修公共關係課程，回台後，在為天一藥廠運籌帷幄、發展天一本草新事業的同時，再進入崑山科技大學企業管理學院碩士在職專班進修，每兩周就搭高鐵奔波台北台南之間，陳慧娟的精力好似沒有用完的一天，不斷鑽研創新創意的無限可能性，從不停止學習的心態，絕對是其卓越成就的推手。

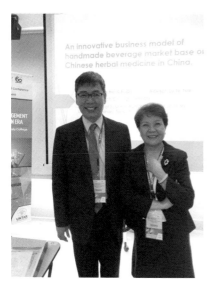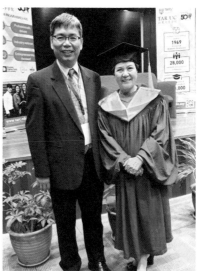

2019 年 11 月 7 日，陳慧娟受邀到吉隆坡，以《An Innovative Business Model of Handmade Beverage Market Base on Chinese Herbal Medicine in China》為題發表國際論文。（圖為與指導教授，崑山科技大學企業管理系所主任呂德財合影於吉隆坡論文發表會場）

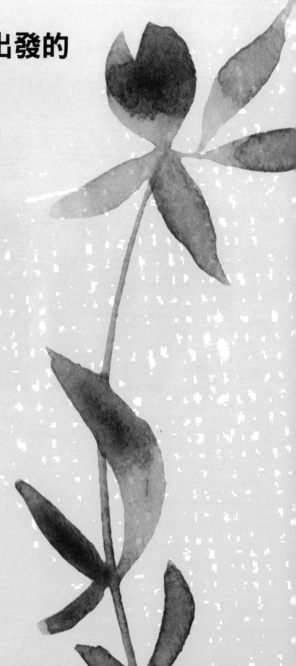

Chapter / 10

從台灣出發的
茗京萃

接下公司治理的第 9 年，按照計畫準備交棒給小弟接班，然後我就要退休，和先生過上閒雲野鶴的生活。

　　天一藥廠從差點淪為代工廠的狀態，擴大轉型成為天一中藥生活化園區，並成功製作出龜鹿御品、愛小月等明星商品。但對我而言，離真正的生活化仍有一大段距離。當時市場上幾家知名中藥廠陸續開設自有品牌的保健食品專賣店，企圖以自營通路的方式接觸社會大眾，只是不知道為什麼這些漢方保健品專賣店開一間關一間，就是沒人做得起來。長期對漢方草本事業的關注，讓我敏銳的商業天線開關又被打開了，心想：「漢方草本要讓一般消費者願意主動靠近，『飲品』才是把人引進來的最好媒介，只要他們肯走進來，一定也會對其他漢方商品感興趣。」

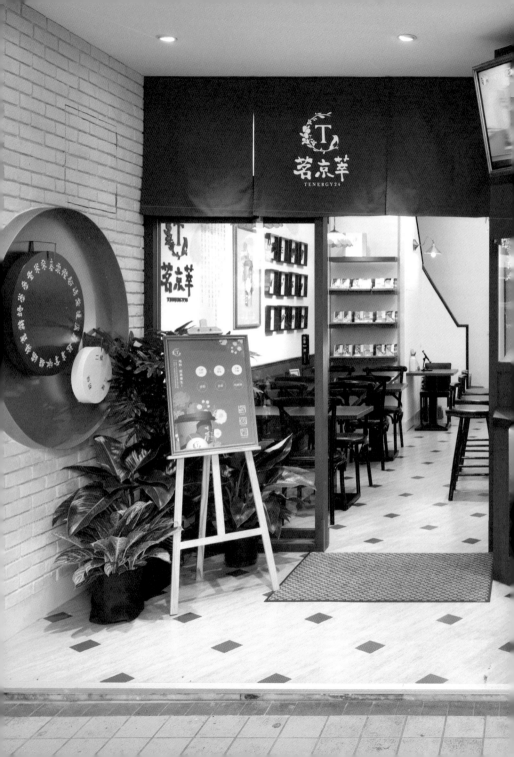

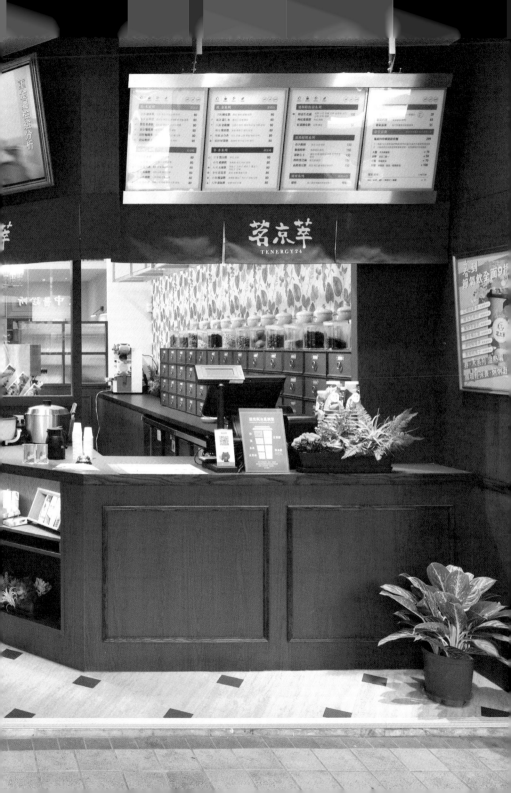

這家飲品店很不一樣

投身經營藥廠的 10 年,奠定了我現在的基礎,也因為這段意料之外的科學中藥製藥歷程,讓我對於台灣醫療現有框架與法規限制特別有感。曾經,中醫藥文化擁有深厚文化且人才濟濟,如今在西醫領導整體醫藥產業的前提下,中醫藥界陷入前所未有的困境,漢方中草藥發展難以突破,進而讓我看清草本的未來性唯有以藥食同源的方式深耕生活領域一途,此成為日後經營漢方節氣飲品的驅動力。起初,也曾想過以做健康飲品為起點,開發可常溫或冷藏保存的罐裝飲品,因為這對消費大眾而言是最便利的選擇。但在實際了解業界製程和可能的化學添加物後,便徹底打消這個念頭。後來才慢慢摸索出 24 節氣對應漢方養生飲品的方向,每一支端上菜單的飲品都費時調研、經歷大量試喝,直至今日我們仍未停止在這條路上的鑽研。

所以如果你來過茗京萃或廿四芳,一定會發現我們很不一樣。首先,店內空間的裝潢全採用無毒綠建材,雖所費不貲,但用意在於保障所有工作同仁的健康,提供夥伴在無毒環境中安心工作是身為老闆的責任。此外,餐點設計講究好吃的前提是,同樣採用無毒、有機的嚴選草本和食材。販售方面,店員不會問要多少冰塊、甜度多寡,取而代之的是「無糖推薦、略帶清苦、建議溫熱飲、口味偏酸」的標示提醒;我們的加料品沒有珍珠、椰果、西谷米等用來增加口感的原料,而是具食療效益的枸杞、薏仁、紅棗、桑葚和明列子。

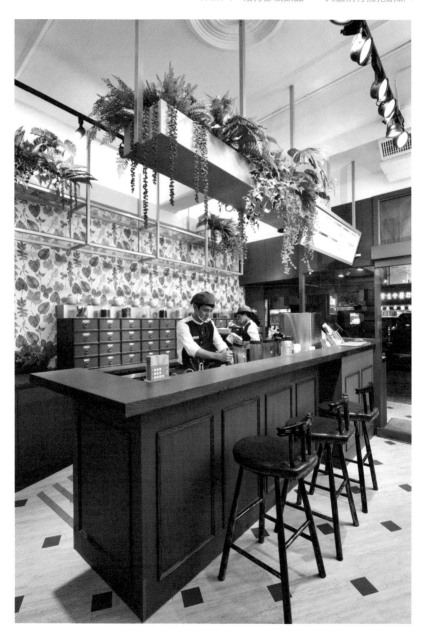

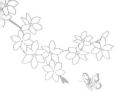

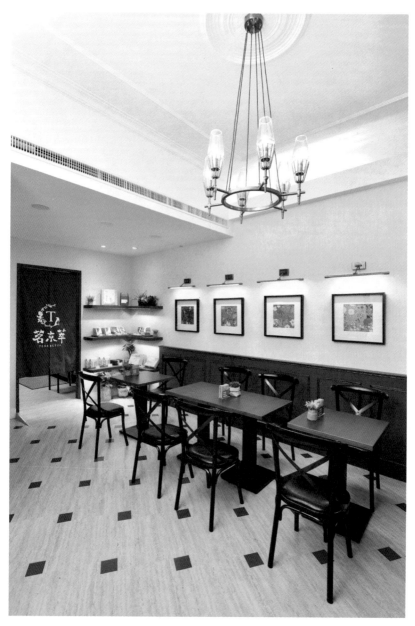

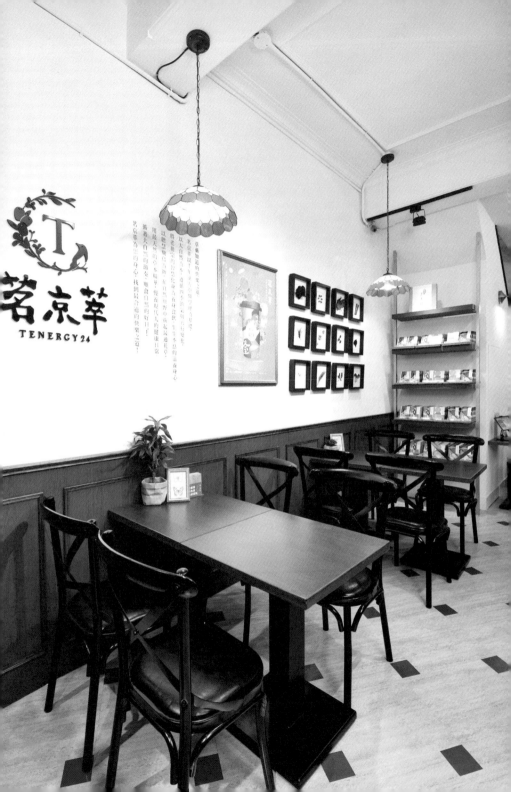

七分養三分治

　　小時候，祖母會根據時令節氣為家人燉補藥膳，也為家中正值生理期的女性煮生化湯，可說是將調理概念運用於日常食療的高手。

　　開創產後調理中心的期間，我深刻了解各種女性的生理、產後狀況，以及痛經問題，西藥只能給予暫時止痛效果，但中藥藥性溫和、具備調理之效。中醫藥觀念中的「治未病」、「七分養三分治」在在宣揚運用草本養生調理之道。特別是現代人多受困於各式各樣的慢性病，與其只靠西藥控制，懂得漢方食療才能根本性的改善體質，真正將自身命運、把保養身體的主動權掌握在自己手中。

　　也因為這樣的出發點，我們的員工教育訓練有別於一般餐飲業，除了端出美味漢方餐飲、要求環境衛生、注重服務品質等基本功，每位新進同仁都會拿到作為內部教育訓練之用的《黃帝內經》，對 24 節氣和 12 時辰臟腑經絡有所了解，才能透過 AI 經脈儀以科技把脈的結果分析，給予顧客最佳的品飲和保養調理建議。以下介紹 4 種漢方轉化為日常食療的料理。

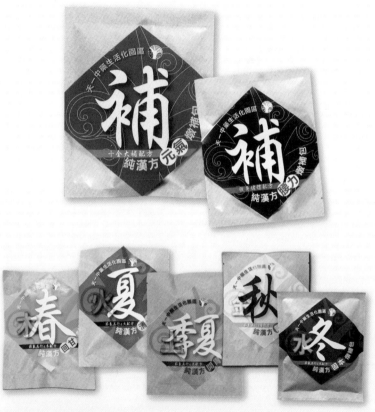

木火土金水之五行相生順序，為萬物運作的基礎原理，是大自然時節的各種變化，也是人體能量消長的關鍵。除了十全大補配方的補元氣滷包廣受好評，亦規劃了一系列的節氣燉補：春回甘、夏清心、季夏開胃、秋氣爽、冬固本。

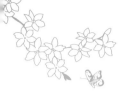

帶路雞：四珍御膳餐

中午時間，第一次進到茗京萃的客人看了菜單後，十之八九都會問：「你們只賣一種餐嗎？」以賣飲品為定位的店，有座位還供應餐點，卻只有一種選擇，的確偶爾會讓顧客心生疑惑。

我們畢竟不是餐飲業出身，以一個從未直銷面對消費大眾的藥廠背景，要讓漢方節氣飲品邁向生活化、大眾化，「開店」是最直接的方式，但並不代表我們要跨足餐飲業變成一間餐廳，然後為了滿足消費者的需求，而自亂陣腳變化出許多餐點。對於天一本草的經營方向，我依舊有我的堅持。

菜單的設計是以漢方食療為基石進行產品研發，例如：四珍御膳餐、京府藥膳蛋、私廠豆干等，都是既耗工又費時製作的餐點，那為什麼還要做？實則是為了主動出擊、貼近大眾消費者，「推廣食療」勢在必行。

我常在想，今日天一藥廠的龜鹿御品已賣得很好，可謂業界第一，但其實還有很大的市場開發空間，試問：「一個對中醫藥毫不認識的年輕人，會主動來買龜鹿御品為自己或長輩調理的機率有多少？」答案不言自明。

　　如果今天我們可以做出讓年輕人覺得「原來藥膳也沒這麼難吃嘛；原來龜鹿御品養生膠可以做得這麼好吃又有保養效果」，那麼這一套餐點所延伸出的效益和市場回響，將是指日可待。所以之於漢方節氣飲品，餐點的推出比較像是服務性質，因為幾乎毫無利潤可言。

　　對我來說，此套餐點是推廣漢方食療的帶路雞，推出至今也積累出不少愛好者，甚至主動幫我們宣傳，帶朋友、客戶來吃的，大有人在。

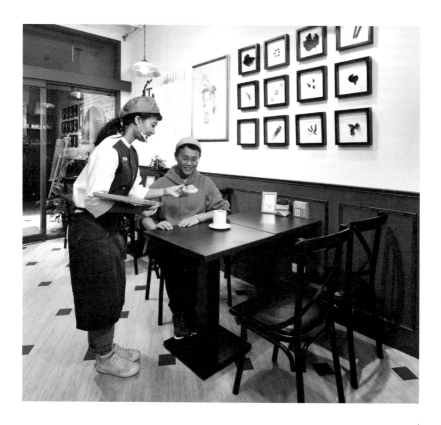

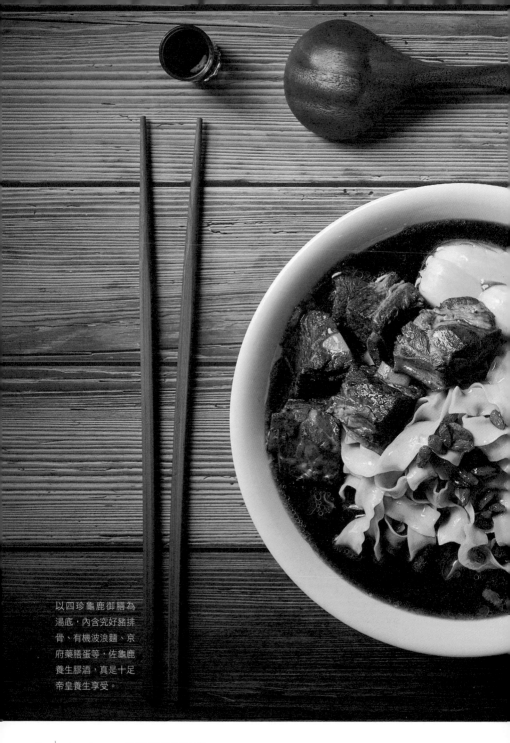

以四珍龜鹿御膳為
湯底，內含完好豬排
骨、有機波浪麵、京
府藥膳蛋等，佐龜鹿
養生膠酒，真是十足
帝皇養生享受。

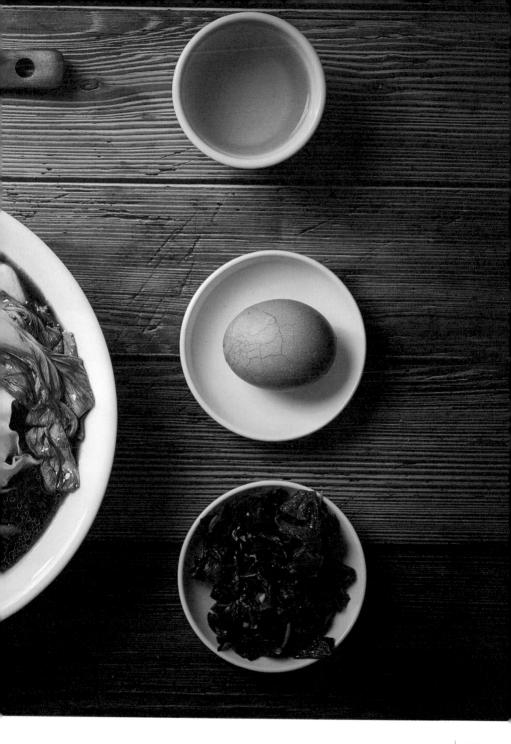

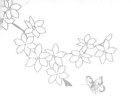

打動大陸人的黑豆甘草飲

去年（2019）的農曆春節，位在旅遊風景區的廿四芳照常營業做生意，事前特地讓所有大陸基層夥伴們休息，我和總經理從台灣飛去，加上一位當地夥伴坐鎮現場。最重要的用意，就是要感受當地過年的消費市場狀況，以及調製幾支黑豆系列飲品測試年輕人的接受度。

其中的「黑豆甘草飲」，源自《本草綱目》中的排毒飲品，能補腎、去濕、利尿等；甘草性平味甘，有解毒、祛痰等藥理作用，黑豆的黑可入腎，是現代食療者常用的食品。一般消費者從紅豆水喝到黑豆水，市面上卻鮮少有黑豆加甘草的作法。我們採用的黑豆來源，是在本書第 5 章〈契作種植結盟無毒小農〉提過的無毒黑豆，此款飲品在店頭現場製作極為費工費時，光是自行烘焙黑豆的過程就需耗上 1 小時，更不用說熟黑豆還需歷經悶煮過程。每每同仁在小烘焙機裡烘焙黑豆時，傳出來的豆香常讓人誤以為我們有賣咖啡呢！

其實如果將黑豆交給農戶烘焙再進貨也是一種作法，能為店裡少一道工序，還省下採購烘焙黑豆的設備成本。之所以堅持自行烘焙黑豆，

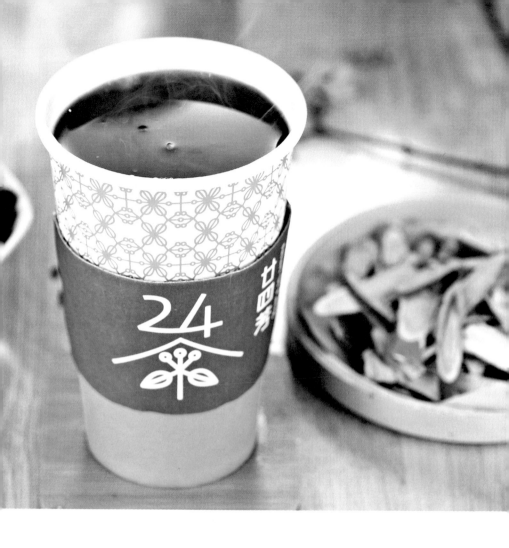

是因為炒黑豆，即中藥製程的「炮製」，自然作物的炮製過程靠的是
經驗。黑豆要炒到有香味、快要焦又還沒焦，這樣煮出來的黑豆水才
會好喝，這之中的「眉角」並不好拿捏。所以黑豆水用的黑豆，其烘
焙程度和作為零食或黑豆粉的黑豆不同，雖有烘焙參考值，但真正合
格的味道得靠不斷地試吃，訓練味覺記憶，才能為每一杯黑豆甘草飲
的滋味把關。

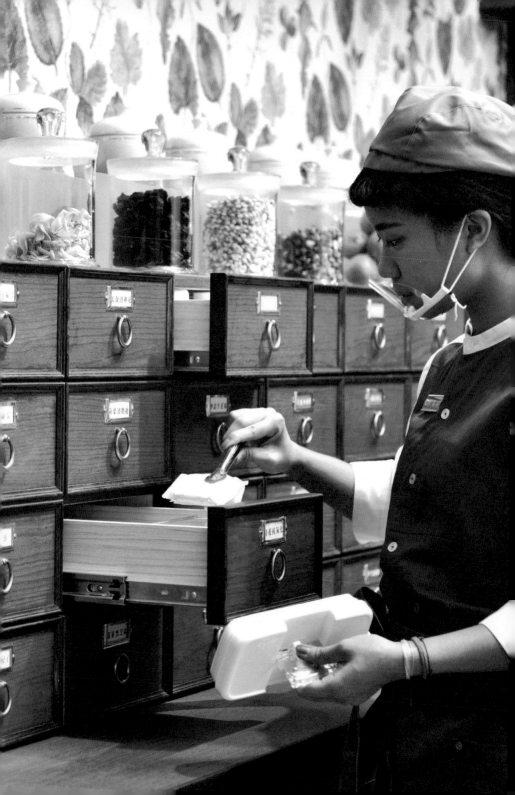

就是要賣沒香味的杏仁奶

　　大眾對於杏仁的迷思，就是要有股杏仁味，走趟大賣場或傳統市集的杏仁茶攤，很難不被杏仁香味所吸引。不過，它強烈的氣味也讓許多人避之惟恐不及。

　　杏仁含有的特殊香味來自「苯甲醛」，市售香味濃厚的杏仁粉、杏仁茶等產品，多是添加苯甲醛香精與其他香料，因為真正天然的杏仁香氣沒有那麼濃烈。點上一杯我們的招牌飲品「杏子醇奶」，可能會顛覆你對杏仁的認知，居然聞不到絲毫印象中的杏仁味。

　　剛到鳴鶴古鎮成立「廿四芳」時，初期所有草藥、原料都從台灣運過去。後來慢慢拜會當地中藥材商或台商到大陸設廠的原物料商，親訪產地與工廠，為的就是溯源了解源頭物料標準是否和台灣要求一致。

　　猶記有一回去找杏仁粉，其中一位台商曾好心提醒我：「陳董，這個杏仁粉是天然無添加、沒有香味，不建議你買這種，做出來的飲品當地人可能不買單。」我絲毫沒有猶疑地回答他：「我就是要買這個。」

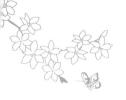

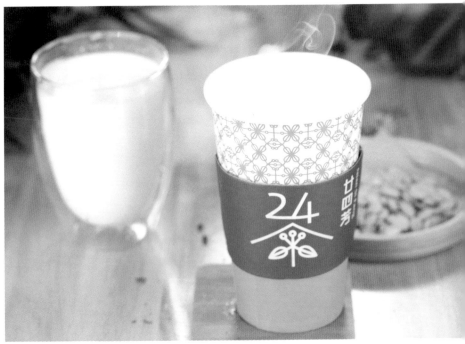

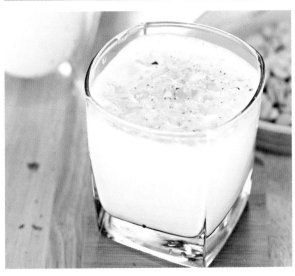

12 月 6 日為節氣從「小雪」進入「大雪」，也是特別適合飲用杏子醇奶的時節。以中國大陸北方的大陸型氣候而言，此時已是大雪紛飛的景象，然而在台灣的一般平地卻看不到雪，除非是在高山上。抵抗力較弱的小朋友和老人家應更注意保暖，才能避免各種疾病的發生。

　　當然，這般堅持也得經得起市場考驗，所以只要我人在廿四芳，就不會放過在店頭現場為消費者進行機會教育。相信很多人都知道杏仁具有潤肺、止咳、滑腸的功效，加上近年全球快速發展造成的空氣污染，經常引起覆蓋廣泛的霧霾，杏子醇奶飲品絕對是日常保養肺部的便利好選擇。

　　「我手上的杏仁粉有點黃黃的，這才是真的杏仁粉，如果是純白的杏仁粉肯定有加香精，成本價差了 20 倍。如果聞到很濃的杏仁味道，你就不要買了，純正的杏仁是聞不到味道的。」我總是不厭其煩的解說，也為店員做教育訓練，因為我相信只要消費者有辨別好東西、真材料的能力，就很難回頭去買劣質品，更不用說是要給孩子吃用的；只要了解到我們產品的好，這杯定價最貴的杏子醇奶他們一定點。

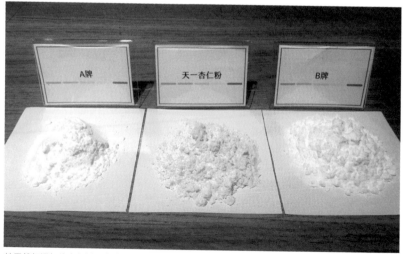

純天然無添加的杏仁粉，由杏仁的核仁低溫烘焙後磨粉而成，色澤為奶黃色，帶著淡淡杏仁香氣。

京府藥膳蛋循血補氣聖品

「全世界只有我們這邊才吃得到！」這是京府藥膳蛋的最大賣點，它和一般大眾所認知的超商茶葉蛋、五香滷蛋不同，是費時研發 2 年，完全純中藥處方製作，開發出獨一無二、任何體質都可吃，具循血補氣之效的天一燉補包處方。

京府藥膳蛋的製作方式也有別於傳統滷製作法，熬出燉補藥湯後，放入水煮蛋冷藏泡製 72 小時，入味後才以保溫狀態供應。完全無鹽製作，有藥膳香且蛋黃仍保留濃郁濕潤的口感，最重要的是，此乃 1 到 100 歲都可吃的食療處方。其費工的製作過程，使得京府藥膳蛋無法量化生產，每日只能限量販售。期間不乏電商、通路尋求合作燉補包販售或量產藥膳蛋，但往往這類追求速成的商業合作模式已偏離我經營的初衷。

茗京萃最初落腳台北大安區，周邊許多學生、長者都常來光顧我們的京府藥膳蛋，作為早餐或下午茶的止餓小點非常方便。嚴選無抗生素的洗選蛋製作，可作為人體優質的營養來源，且一顆水煮蛋的熱量只有約 72 大卡，蛋白質含量卻高達 6.3 克，豐富的蛋白質能維持飽足感，使人不容易感到飢餓。對於想要瘦身的人，來一顆京府藥膳蛋也是不錯的選擇。

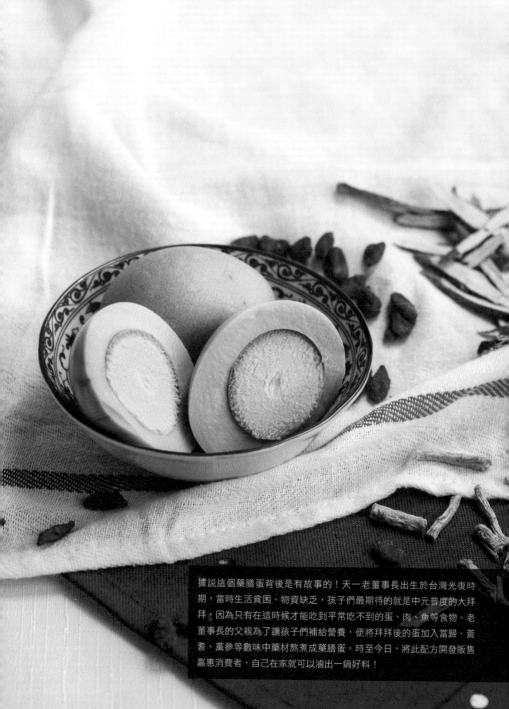

據說這個藥膳蛋背後是有故事的！天一老董事長出生於台灣光復時期，當時生活貧困、物資缺乏，孩子們最期待的就是中元普度的大拜拜，因為只有在這時候才能吃到平常吃不到的蛋、肉、魚等食物。老董事長的父親為了讓孩子們補給營養，便將拜拜後的蛋加入當歸、黃耆、黨參等數味中藥材熬煮成藥膳蛋。時至今日，將此配方開發販售嘉惠消費者，自己在家就可以滷出一鍋好料！

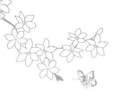

　　原本對於科學製藥了解不深的陳慧娟，為了實際審視每個經營環節，幾乎是凡事親力親為參與其中。初期針對中草藥採購的部分，她曾想過：「台灣藥廠都是中小企業，對外的採購量不是太大，如果能集結 10 家藥廠進行聯合採購，那麼不管是成本方面或品質要求，都能有益於經營現況」可是這份良善，不見得所有人都願意買單。陳慧娟回憶，當時她逐一致電給其他同行，對方第一時間的反應都是反問：「你要拿什麼好處？」心灰意冷之餘，她也只能暫時更專注在自家事業上。

　　在開設茗京萃後，這樣的結盟共好理念才得以一點一滴的實現。店鋪採用的原物料經團隊嚴選把關，不只是用於製作餐飲方面，他們也樂於將好的產品陳列店鋪販售。包含如今跨足大陸開設廿四芳，陳慧娟也希望找機會將這群友善小農們帶到對岸發展。

　　「好東西要和好朋友分享」，就是抱持如此簡單的想法。她認為，好的商品只要提供它一個陳列空間，不用刻意推銷，顧客覺得餐飲好吃好喝，自然也會想買回家自己做做看。

Chapter 11

立足鳴鶴古鎮的
廿四芳

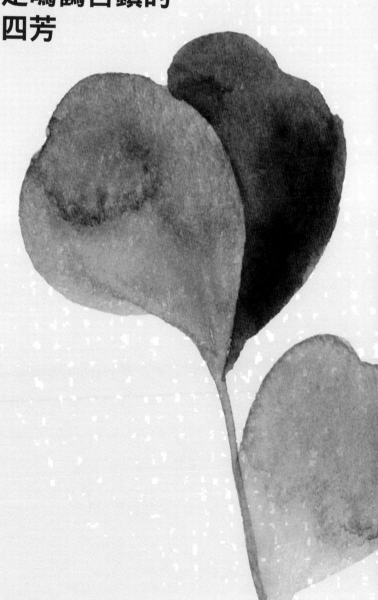

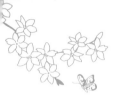

2018 年，我們首次以「廿四芳」之名進入大陸，與尋求轉型的鳴鶴藥材館合作。時值大陸大力鼓吹傳統文化價值，對於 24 節氣與漢方草藥的復興亦為重點項目，乘著這股趨勢，廿四芳恰恰立足在一個絕佳的時機點。

此外，大陸近年的發展政策聚焦於鼓勵中小企業創業，最為鮮明的產業就是台灣手搖飲料深受大陸人民喜愛，成了當地餐飲品牌代理業者眼中的「金雞母」。但根據我們所看到的調查資料顯示，大陸中小企業平均壽命僅 3.7 年，而 2018 年大陸各地開設了超過 18 萬家的手搖飲料店，但淘汰率極高。

也就是說儘管手搖飲料在大陸看似百花齊放，兩岸一窩瘋的狀況下新品牌輩出，更有甚者 3 年換一張皮重新出發，實則已經使手搖飲料陷入紅海市場，新型態、新定位的「廿四芳」，如何提高當地人民的接受度？又如何博取有意投身健康事業的小老闆們之信任？成為我努力的方向。

到大陸創藍海市場

台灣從大陸大量進口中藥材，但製成的科學濃縮中藥卻因大陸醫藥規範無法外銷至當地，這是我在經營藥廠時始料未及的狀況。沒想到幾年後，卻因為 24 節氣養生飲品的誕生，受到大陸的同業、電商乃至顧問公司等的青睞，開啟接觸大陸消費者的契機。

漢方節氣飲品定位的品牌，我們是台灣第一家，更是全球第一家。在台灣，懂得喝養生飲品的消費族群約莫落在 30 至 40 歲，反觀正處於消費升級的大陸，約莫 25 歲的年輕人就有養生概念，接受度與回流率皆相當高，凸顯出當地日益龐大的新中產階級更容易認清商品的本質，在意產品本身帶來的價值。

此外，我們在售價上不追求暴利，也不熱衷花俏的宣傳手法，花時間專注於研發和市場測試，以高 CP 值換取消費者的認同與回購率，讓廿四芳在試營運期間便有卓越非凡的成績。應證了健康產業商機無限大，能在大陸的飲品市場裡創下一片藍海，也是朝向全球化永續性發展的最佳商品。

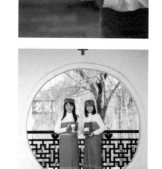

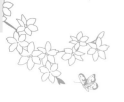

　　對岸諸多企業對天一本草引領未來市場趨勢的能力,抱持後勢看漲的態度,紛紛尋求成為合作夥伴。以當時心中的規劃而言,比起數字上的收益,我更在乎理念、價值的實踐與推廣,對於資本市場的操作是戒慎恐懼。雖然我的每一步走得既慢又累得要死,1年只要淨利有2,000萬,我就高興極了。但坦白說,這幾年實際與大陸企業接觸下來,對於資本市場的操作逐漸改觀,當中依然存在有價值的合作提案,願意以合理股數結盟,創造1+1大於2的正向資本市場。

　　若真要說我最需要合作夥伴給予的資源,不是金錢,而是「誠心合作」。說到底,無論是重塑天一藥廠或開創天一本草,我的本意都不是為了賺錢,只是很單純的希望為漢方文化創建出一個平台,使其能與同業、社會有良性互動,產生經濟效益,只要年輕人願意共同參與,就能帶動文化傳承,為我從小所熟悉的中草藥文化「做件有意義的事」。

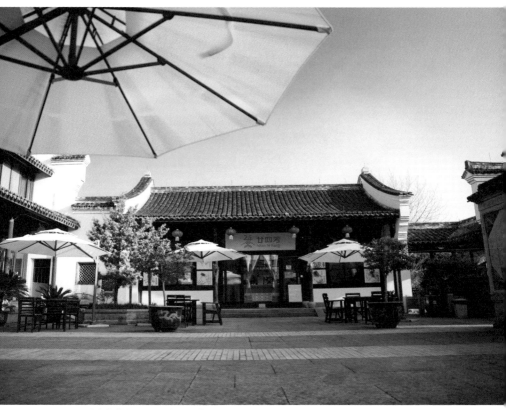

坐落於鳴鶴藥材館內的廿四芳，以「節氣概念飲品」在一片沸騰的茶飲市場殺出重圍。

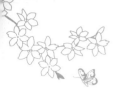

　2015 年秋季,漢方節氣飲品品牌——茗京萃在台北創立,不到 3 年的時間,便在大陸寧波慈溪市目前唯一的省級歷史文化名鎮創立「廿四芳」。

　談起這段創立過程,陳慧娟坦言,要不是受到對岸企業的青睞,當初原本沒有準備這麼快到大陸發展。商業敏銳度、敢於冒險為其兩大特質,但每一項新計畫的開始,其實走得如履薄冰。以天一本草的創立到開設實體店茗京萃,她的營運策略採取的是精兵制,因為市場測試需要時間,品牌知名度的打造更需要時間,如同過去重塑天一藥廠,陳慧娟的每一步走得穩健紮實。

　雖然陸續有很多投顧公司、民間企業看見這塊市場,紛紛找上陳慧娟洽談合作。對此,陳慧娟表示天一本草需要的不是資金,她更看重的是有經營資源、具體規劃、未來性,以及能一起長遠走下去、邁向全球化的合作夥伴。

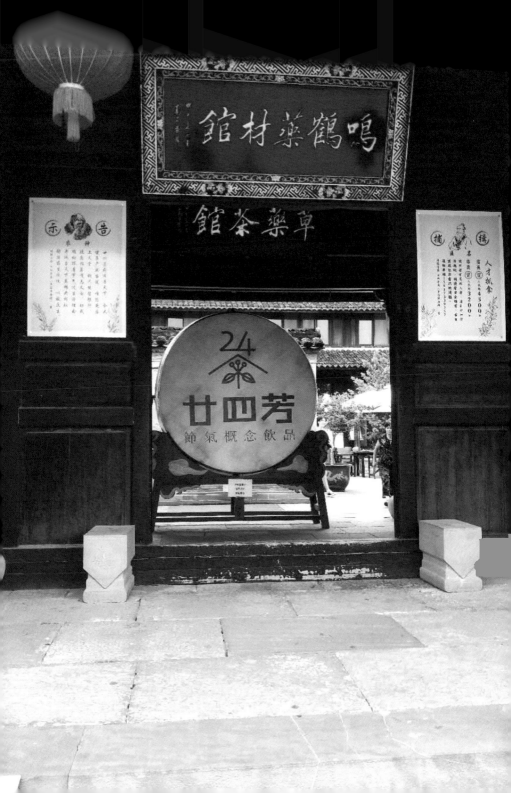

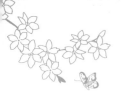

中藥材買賣大本營鳴鶴古鎮

廿四芳的第一家門市，就位在大陸寧波慈溪市觀海衛鎮南部的鳴鶴古鎮風景區內。先説説鳴鶴古鎮，這裡是一個幽靜的千年古鎮，遺存典型江南古鎮風貌，古鎮內的河流由西向東流經全鎮，河上橫跨著七座明代時期的古橋，自明清以來就是中國國藥業的發源地，鎮上掛有150 多家國藥老字號大小品牌，是遊訪浙江必訪風景區。

之所以與古鎮內的「鳴鶴藥材館」合作，看中的便是此區域悠久的中醫藥歷史文化。只是部分國醫館受西醫藥影響，面臨與台灣的中藥房、中醫診所同樣的生存窘境。以台北大稻埕為例，近年才因新創團隊的進駐，舉辦「本草派對」活化老街靈魂，以本草綱目為名，透過轉化漢藥既有的形式，設計出本草特調飲品、手作活動等本草體驗，許多在地的漢藥與南北貨鋪也參與其中。而部分大陸的國醫館為迎合年輕人喜好則選擇在 1 樓空間開設咖啡館，看似尋求轉型、創新，實則與本業背道而馳，廿四芳的出現為鳴鶴藥材館帶來復甦契機，相得益彰，同時為鳴鶴風景區帶來集觀光遊覽、教育體驗、喝茶養生於一體的新亮點。

雖然沒有經營連鎖加盟品牌的背景，但我清楚知道連鎖加盟體系不該淪為吸金工具，所以對於廿四芳與 24 節氣養生觀念的發展，是要在這塊土地紮紮實實、道道地地的去經營。當然，這之中也有大陸在地

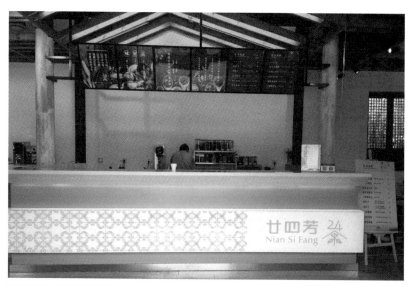

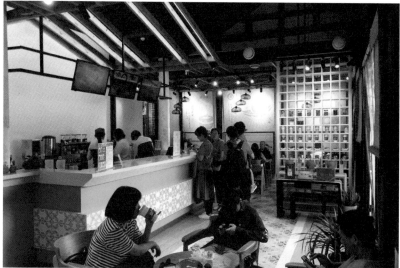

對陳慧娟而言，這不只是一間飲品店，更是傳承草本文化與發揚企業理念的據點。

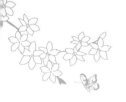

企業或台商善意提醒，如果廿四芳的腳步不加快，在大陸很容易被複製，甚至出現山寨品牌打亂市場。關於這點，的確是很有可能。只是要複製表面的東西容易，要複製我們的精神很難。因為我想塑造出的是「心口合一」的草本精神，除了將推行環保、利他性的企業文化落實於品牌概念，廿四芳的夥伴們每天早上開業前要念弟子規，天氣好時就在外頭打太極，天氣若不好就在館裡做高壓增氧功，讓體內血管的氧氣增加，這份堅持就是要讓每位同仁維持身體健康。可能因為自己是苦幹實做的人格特質，這也是各國企業樂於與台灣品牌結盟的原因，所以對於管理階層，我更是給予嚴謹的要求和期許，亦步亦趨，鼓勵自我進修充實養生知識，不然很容易被與時俱進的草本大健康產業所淘汰。

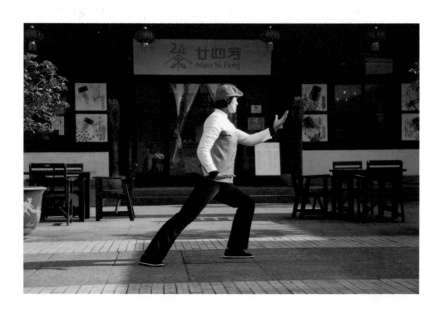

GMP 飲片廠

　　開設茗京萃後，不少大陸企業往來走動頻繁，有些是與天一藥廠的交流觀摩，有些則是看中漢方節氣飲品的發展性。廿四芳開幕後，企業洽談合作的邀約更多了，雖然鳴鶴古鎮當地有專業團隊進駐經營，但停不下腳步的我，依舊會撥上 2 週的時間親自坐鎮現場，實地感受當地消費者的反應，同時驗收夥伴們的教育訓練情況與異議問題處理，期許透過小夥伴們的宣導為消費者扎下養生食療的深厚根基。此外，拜會藥材集散地，為廿四芳日後開放加盟，尋找值得長期配合的優質中草藥來源、GMP 飲片廠為後盾，刻不容緩。

　　在這裡先說明找 GMP 飲片廠為何如此重要？又何為「飲片」？一般而言，中藥可分成中藥材、中藥飲片和中成藥三類。首先，取自植物、動物或礦物的中藥材，經乾燥、除去雜質等於產地簡單加工的原藥材，被歸為生藥，尚不能直接作為配方入藥。而根據中藥學理論將中藥材進行淨製、切製或炮製後，達到減毒、增效、改變藥性或產生新功效等目的的製成品，即為中藥飲片（prepared drug in pieces），可作為中醫處方之用或生產成各種劑型的中成藥。

　　重點來了！所有大陸中藥飲片生產必須在符合 GMP（優良製造規範）的條件下生產。地大物博的大陸，地質、區域、溫濕度和氣候的多樣性，造就出每個地區多元豐富的「在地藥材」。台灣近年雖也致

力栽種中藥材，但就我所了解，種出的當歸、黨參缺乏指標性成分，多只適合料理之用。相對來説，大陸的中醫藥規範也相當繁瑣，每個省具有各自的地方性法規，對中藥炮製的省級規範亦有所不同。

當炮製方式不一樣，中藥飲片做出來的味道也就各異其趣，而 GMP 飲片廠所持有的證照亦影響其製成品可流通的範圍。以烏梅山楂飲為例，有些 GMP 飲片廠將烏梅做得跟蜜餞一樣軟軟甜甜，但我們需要的烏梅是燻製而成，黑黑乾乾且嚐起來很酸，這種天差地別的炮製手法成為尋找原料的困境。

過程中洽詢過不少中台二地的協力廠商都不得其門而入，正當準備放棄在大陸找藥源這條路時，有人介紹了一位中藥批發商黃先生。在其熱心的安排下，我跟隨他在下一趟到大陸採購中藥材時，一起拜訪了廣州的「嶺南製藥」。我常想：我的運氣真的很好。嶺南製藥所持有的執照適用全大陸，也就是它的飲片製成品可以賣到大陸每一個地方，這才解決了廿四芳最後也最重要的飲片原料採購困境。

萬事俱備，就待水到渠成！廿四芳要在大陸動起來了。

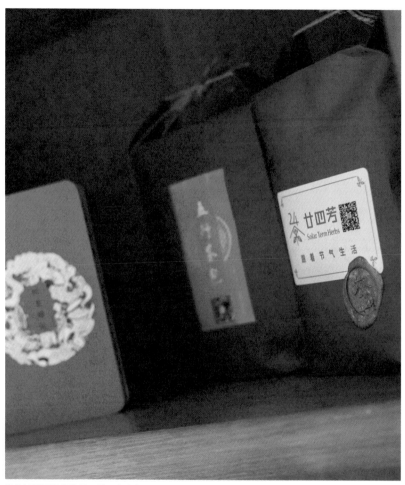

尚在試營運階段的廿四芳,在去年(2019)三八婦女節,受當地旅遊景區官方單位邀請聯名製作伴手禮。

草本大健康產業

茶飲界的明日之星

Chapter /12

科技把脈！
導入健康管理

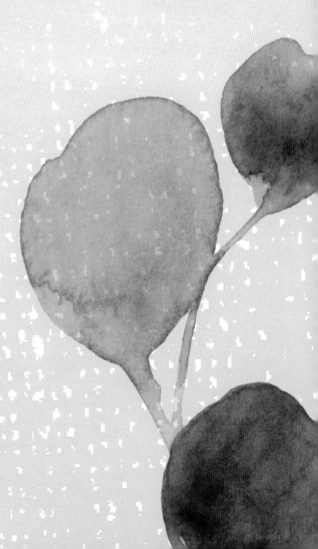

西醫學之所以能制霸全球，絕大關鍵在於結合了日新月異的科技儀器，藉由各種檢查設備和健康管理，輔以科學化數據資料佐證。那麼向來被視為傳統療法的中醫有沒有辦法朝這個方向有所創新之舉，影響其是否能挽回頹勢、持續發揚光大，乃至存續永久性的癥結點。

眾所周知，古老的中醫藥智慧有很大部分仰賴醫者的經驗傳承，一位中醫師能否透過「望聞問切」四診合參，達到精準判斷，搭配嫻熟用藥，決定診療效果反應的快慢。也就是說，中醫師本身的功力、當天自身狀況等「人為因素」，對於診療準確度有很大的影響，不若西醫尚能以各類科學儀器等檢查結果作為看診輔助，以至於大部分的人會覺得中醫並不科學。

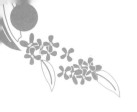

翻轉中醫不科學的印象

美國國家衛生研究院（NIH）曾指出「沒有足夠嚴謹的科學證據證明中醫有效」，在國際方面甚至出現中醫是否是偽科學的爭論。平心而論，當人們進行中醫診療或食療保養一陣子後，問他覺得效果如何？往往得到的答案是：「『好像』有改善」、「『感覺』身體有變好」，容易帶著模擬兩可、當事人自己也不確定的回覆。在此前提下，中醫相較於西醫而言，沒有醫療儀器將診斷結果具體量化的表達，不免讓人無法對中醫學形塑信任感與可靠性，即便是對身體有益的食療保養，也很可能會因為某些原因而自行中斷。

類似的疑問放到漢方節氣飲品來看，亦有同樣的疑慮，如何證明養生飲品的機能性對人體真的產生「確效」，而不只是喝心安？我不禁自問：當看天吃飯的自然農作物已經走入科技農業、誕生科技農夫，農人的價值不再只是體力勞動，那麼已運作千年的中醫藥知識與寶貴的人才資源，是不是也可以透過「中醫現代科學數位化」將預防醫學觀念帶進人們今日的日常生活？

其實「脈診科學化」早在 1988 年便有突破，當時台灣第一台中醫脈診儀問世，能以數據追蹤、分析就診民眾的生理狀況變化，但在當時這台醫療用脈診儀要價不菲，所以並未真正普及。30 年來，俄國、大陸、日本等國皆有類似脈診儀設計，相繼應用於復健科、家醫科、醫

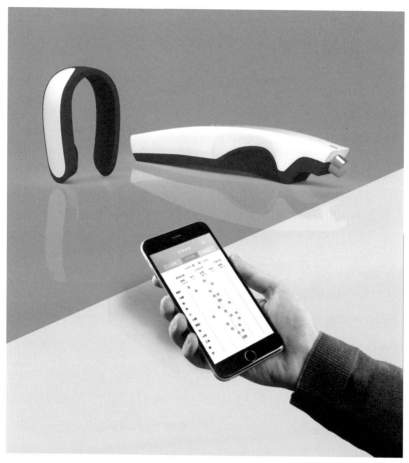

（圖片提供／晃禾醫療）

美等，但其內容架構和應用，實與天一本草的需求相去甚遠，直到找
到由台灣在地團隊所研發設計的「AI 經脈儀」，與養生飲品兩相結合，
遂將天一本草推向新里程碑。

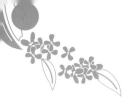

AI 脈診輕鬆走入日常生活

疾病產生的源頭不外乎是生活習慣、個人情緒與氣候變化三大因素，當人體免疫力下降，稍不留意就會跑出來肆虐，吃藥只是暫時性解決潛藏在體內的病灶，若不從平日保養做起，身體發炎的症狀仍會反覆發作，以致衍生為慢性病。

比起西醫系統以健檢作為成人預防保健之道，我們所導入的 AI 經脈儀系統是將中醫經絡理論結合 IoT（全稱：Internet of Things；中譯：物聯網）及巨量數據而打造出的檢測儀器，破解人體內極為複雜的經絡系統，可將個別受試者的「筋膜與經絡能量報告」，轉化為淺顯易懂的圖像和數據分析，包含人體的能量分析圖、經絡總表、健康風險分析、五大指標等四大圖表，任何人都能輕易解讀自己的身體狀況。

AI 經脈儀系統最大特色在於結合了平板電腦，無須中醫師駐店就能進行脈診，店頭夥伴或消費會員只要遵循平板電腦的系統畫面指示，找到穴位進行量測，由右手開始至左腳結束，在身體 24 個穴位點蒐集生理數據，透過雲端數據庫的分析，即能藉由每個脈象的排列組合所代表的身體狀況，了解個別使用者的身體狀況。我們要知道的是，在中醫的脈絡理論中看到的是一個「人的狀態」，而非「單一病徵」，意謂反映的是當下情況，而脈象會受到時間、食物、環境等因素影響，所以從其報表數據預測疾病，並提供個別化健康分析與食療建議。

經絡能量報告書

能量分析圖

以綠色、橘色、紅色顯示各器官功能是正常、需注意或異常

01

經絡總表

透過左右經脈共 24 穴位，結合金木水火土的五行概念，洞悉人體 12 經絡現況是處於亢奮、正常或虛弱

02

04

健康風險分析

以平均體能、新陳代謝、精神狀況、筋骨血氣、自律神經為指標，提供健康者之參考標準值

03

五大指標

羅列出正處於高風險狀態的前五大系統，以及風險百分比

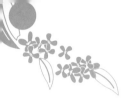

在飲用建議的養生飲品後再做複檢,即可佐證飲用的漢方節氣飲品是否對人體產生作用。這是無須掛號、候診、找名醫,就能輕鬆落實的預防醫學。

前文提過,我是一邊創業同時在崑山科技大學企業管理學院碩士在職專班進修。指導教授呂德財其專長領域在網路行銷、創新創業、企業資源規劃等三方面,讓我在進行這場草本飲品現代化、預防醫學科技化的實驗過程中,得到很多啟發,可謂受益良多。如今,任何行業都希望切中年輕人的需求,這點在預防醫學觀念的推動更是如此,因為年長者側重的是保養維護之方,而年輕人的體質才真有「調理」的

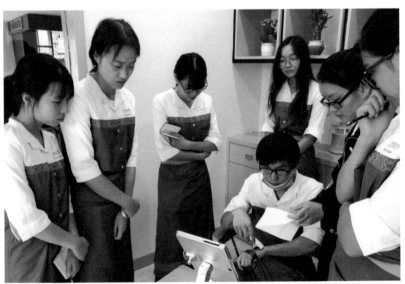

廿四芳鳴鶴古鎮店的年輕小夥伴們學習操作 AI 經脈儀之餘,同時藉此了解自己的身體狀態。

本錢，畢竟 60、70 歲體質與 20、30 歲體質的不可逆性，本質上就存在差異。AI 經脈儀的導入，具有精準、快速、便利三大特色，不像西醫健檢結果需等待送驗時間，AI 經脈儀的數據分析不消幾分鐘的時間就可得出檢測報表，符合想調理但又忙碌的青壯年需求，中醫數位化數據資料能提供明確的調理之道，將更具信服力。

　　事實上，引入脈絡儀進到飲品店只是第一步，未來不管是茗京萃或廿四芳都將朝健康概念店發展，以漢方節氣飲品為根本，預防醫學為定位，繼續延伸出多元面向，與具備相同理念的品牌結盟，提供滿足人們整體健康所需的一切。

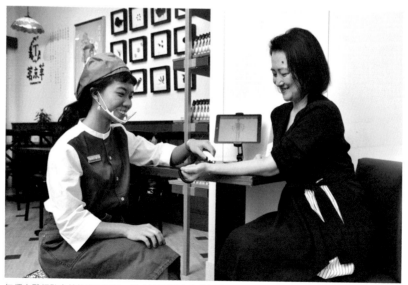

無須中醫師駐店就能進行脈診，從 AI 經脈儀產生的報表數據，提供個別化的食療建議。

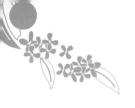

　中醫學講究五行木火土金水、五臟肝心脾肺腎、五色青紅黃白黑間的相生相剋；生為發展，剋為平衡，哪一個器官表現亢奮，相應器官就會產生虛弱症狀，器官間的和諧彼此互為影響，直關身體運營。藥食同源方面，著重於「排、補、息」的循環，光吃補卻不讓身體休息，效果有限。每一次的食療建議維持 1 至 3 個月，再休息一陣子，觀察身體反應。如果沒有特別感受，可能真的沒有效果，代表主因是出自別的問題。

　要特別提醒的是，不見得吃補就是對身體好，如果是偏濕熱型的人，又用燥熱食材補身，非但補不進去，可能讓狀況更嚴重；又每個人吸收情況不一，應以了解體質為前提。專業需求仍應尋求合格中醫師對症下藥，才能達到完善的健康管理。

　自從店鋪現場導入 AI 經脈儀，受測會員超過上百人，透過累積出的大數據資料，我們發現無論年齡高低，大部分人檢測出的第一大問題多為腎和膀胱機能虛弱，反應出環境毒素的影響、現代人常久坐久站、缺乏運動、水分攝取過少，導致新陳代謝不佳；第二大問題則為脾胃機能過於亢奮，源自飲食方面吃得太好、太鹹、太甜所造成的刺激。二者皆凸顯出我們的個人生活習慣，決定了會養出一個什麼樣的身體。

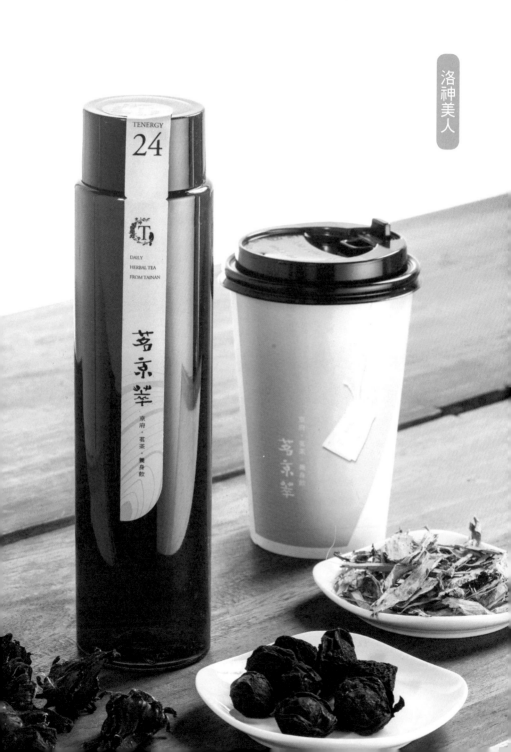

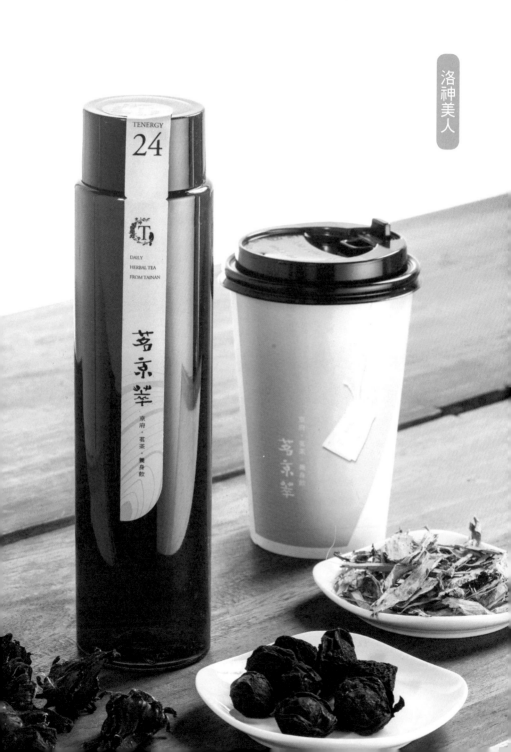洛神美人

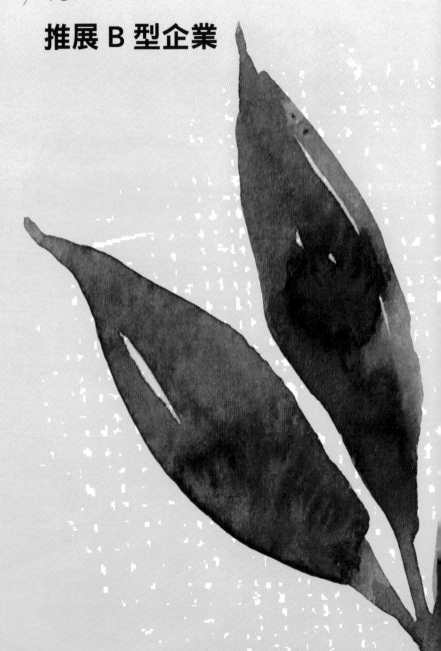

Chapter / 13

推展 B 型企業

回台經營中草藥產業至今超過 12 年，這一路同行的夥伴從藥廠的老前輩們到年輕化的天一本草團隊，對於經營理念的堅持始終如一，我常對同仁說：「企業求生存，當然要賺錢，可是哪些錢是我們該賺的，哪些錢不該賺的，要清清楚楚。」好比天一藥廠遵循古法製作出龜鹿御品後，不少企業尋求代工，但為做出產品差異化而被要求加鐵、加鈣，我二話不說便拒絕了，因為這就是不該賺的錢。

理由很簡單，只要食用好的龜鹿御品，自然能幫助人體產生鈣、鐵等營養素，胡亂添加不必要的東西，吃進人體如果不是補，還得靠肝腎排出去，得不償失。無論製藥或研發生活化養生產品，我們堅持只做出好東西，秉持社會大眾長久以來的信任，為消費者把關，這是天一相關企業於事業經營上該有的基本底蘊。

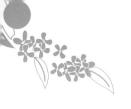

重新定義成功企業

確立了企業文化根基與坦然行事態度，再來要講求的就是團隊精神。一個人走當然會走得快，可是一群人走會走得穩、走得遠，企業經營不能單靠幾位有熱忱、夢想的核心幹部支撐，所有夥伴都要清楚知道自己是團隊的一員，是團隊裡重要的存在，以及這個團隊在幹嘛、要走向哪裡。

「上班氣氛可以輕鬆，但工作態度要嚴肅」這是對新進年輕夥伴的提醒，因為除了薪水，我希望他們能在這個工作環境獲得受用一生的健康概念，懂得日常的身體保養方法；其次，注重三品——做人有品德、做事有品質、生活有品味，懷抱醫者父母心的態度，為消費者提供適合的養生品；最後是擁有正確的價值觀，明白不一定要有錢才能過上好的生活品質，好品味也並不一定與金錢畫上等號。而我身為經營者的本分，就是為他們塑造良善的工作氛圍、提攜後進與經營傳承。

學習打造成長的團隊，是近 10 年風行的管理議題，但對於「成長」我有不同的定義，團隊成長的背後擁有更遠大的目標，從天一本草團隊的每一位夥伴積累發散出去，一點一點地去影響他人，邁向以創造共享價值為核心的「B 型企業」。培養每一位同仁具備關懷社會的理念，共同守護企業使命，是我在重塑企業價值層面的重要環節。

天一本草的 B 型五大面向

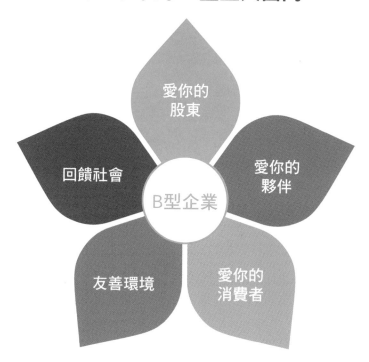

B 型實驗室（B Lab）是一家非營利組織，總部設立於美國賓夕法尼亞州，曾榮獲 2014 年斯科爾社會企業精神獎（SKOLL AWARDS FOR SOCIAL ENTREPRENEURSHIP），致力於推動「重新定義企業成功」的全球運動，期待有一天，所有企業競爭的目標不在於「『成為』世界最好的企業」，而是「『對』世界最好的企業」。

其所發起的 B 型企業（B Corp）認證，為一個國際認證，透過評估公司治理、員工照顧、友善環境、社區經營與客戶影響力等五大面向，檢核企業「全面性」的表現。追求獲利的同時，也要兼顧利害關係人，以達 3P 平衡（Profit, People, Planet）。（資料來源：http://blab.tw/）

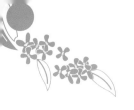

　　以「重新定義好企業」為宗旨的全球 B 型企業運動，不只賦予成功企業新的定義，同時致力建立一個更包容、更永續的經濟。近年成長明顯加速的中小企業，B 型企業理念之於我這樣歷經二代接班轉換期的經營者，正是重新建立企業價值的關鍵時刻，從以下四大面向著手有助於企業生生不息：

一、優化企業聲量：面臨企業決策時，勇於站在能創造更多對社會及環境有正向影響力的一方，是正在萌發的 A+ 資本市場趨勢，這在家族企業環境裡勢必會歷經陣痛期，但只要有心，改變永遠不嫌晚。

二、吸引優秀人才：人才招募方面我特別有感，在講求工作與生活平衡當道的世代，已經有越來越多人在選擇工作時，將企業價值、工作環境是否友善納入考量。因此，企業經營不該安逸於穩健成長的營業額，向下扎根形塑快樂成長的工作團隊，才是鞏固企業發展的基石。

三、強化品牌聲量：消費意識的抬頭讓社會大眾自身日常所吃所用的一切愈發在乎，此「在乎」不再只是講求 CP 值，而是願意將消費習慣投入到「對世界好的企業」，為正向影響力付出一份心力。

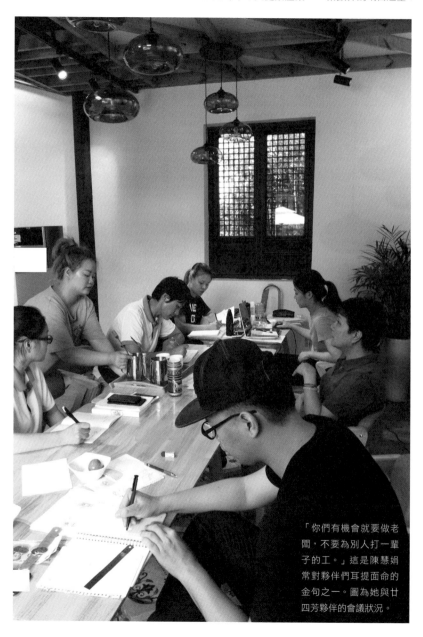

「你們有機會就要做老闆，不要為別人打一輩子的工。」這是陳慧娟常對夥伴們耳提面命的金句之一。圖為她與廿四芳夥伴的會議狀況。

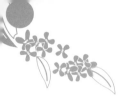

四、連結企業夥伴：當企業聲量、優秀人才、品牌聲量三者到位，便能吸引具有相同理念的企業夥伴，在草本大健康產業的方向上，發揮彼此的長處、創造更多影響力！

　　很多人稱我為創業女強人，其實只是與生俱來愛做事的個性，追求實實在在的做事，而不是只為利益做事，所以經營過程中，相當注重對後進的提攜，也十分鼓勵夥伴追求「企業內創業」。我曾對夥伴說：「華人懂得存錢的美德，你們現在就要開始存錢，有機會往外的時候，公司一定帶著你們往外走，栽培大家當老闆。」

　　但要當老闆，掌握成本觀念很重要，所以對於每個決策、每筆資金運用等背後思維，我都不吝與他們分享，期許同仁不只將工作視為賣東西而已，對於健康知識的涵養要不斷精進，才能協助顧客找到他最需要的養生商品。這就是我們平日裡在形塑的企業文化。

TENERGY
24

T

DAILY
HERBAL TEA
FROM TAINAN

茗京萃

京府・茗茶・養身飲

醇奶黑芝麻

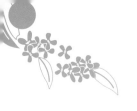

陳慧娟的經營實力，使天一藥廠屢獲獎項，不但為老藥廠改革之路注入強心針，更是免費的品牌宣傳。

※ 第四屆女性創業菁英賽菁英組季軍

由經濟部中小企業處規劃辦理的「女性創業菁英賽」，訴求發掘國內擁有創新性商品、服務或營運模式的女性創業菁英企業或新創企業，藉此表揚女性創業者創業歷程及企業創新模式。獲獎前三名，將協助與天使投資人資金媒合，或申請創新研發等其他政府資源挹注。同時依獲獎企業營運需求，可向承辦單位申請免費企業輔導，以及商機媒合與展售、媒體曝光和出版專冊等，並具申請參與國際活動補助優先資格。

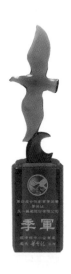
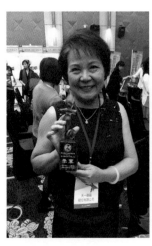
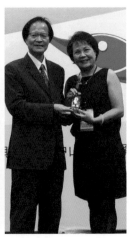

※ 第四屆菁英領袖獎

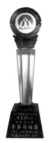

由經濟部中小企業處
指導、中華中小企業
經營領袖協會所主辦
的「中小企業領袖
獎」，主旨為表彰傑
出優秀企業且績效卓
越超群之菁英領袖。

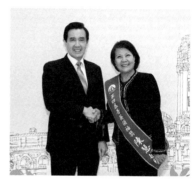

※ 第十四屆國家品牌玉山獎

中華民國國家企業競爭力發
展協會舉辦之「國家品牌玉
山獎」，是台灣最權威、規
模最盛大也是最具公信力的
獎項，陳慧娟帶領天一藥廠
勇奪「傑出企業領導人」大
獎。

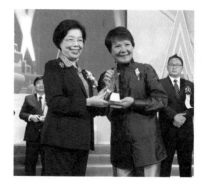

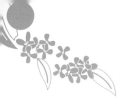

利他共好的結盟系統

「我們賣的是健康,假若同仁身體不健康,這對消費者怎麼說得過去?」所以,我的 B 型企業運動不是口號,而是從店面裝潢一律採用無毒建材做起,安全環境對於健康的身心影響久遠,所有夥伴每天要待 8 小時的工作場所,不得不格外重視。

此外,每間茗京萃或廿四芳不僅是漢方養生飲品補給站,我更希望店鋪扮演一個個回饋社會的小據點。除店頭可作為電池回收站之外,在預防醫學中的預防疾病環節,從積極推廣自備環保餐具著手,像我自己隨身攜帶環保餐具,已有 20 幾年的時間沒使用過免洗餐具。自備環保餐具的推動,在台灣已相當成熟,反觀其他地區,外賣市場的發達帶來十分可觀的垃圾量,「自備環保餐具」近年才為外賣平台所關注。為當地環保意識盡份心力,廿四芳於內用銷售層面,全面採用通過 SGS 認證、可重複使用的稻穀設計餐具,取代一次性使用的紙杯,同時推出自有品牌的環保餐具商品。倘若日後無法繼續使用,亦可於自然中降解,減少對環境的傷害。安全無毒、再生環保、方便清洗為其三大特色,成為外食族的健康守護者。

以上數個想法是品牌以善為出發點,塑造「利他機制」,未來在推展連鎖加盟系統時,也應從利他理念建立加盟創業模式。近年連鎖加盟創業型態雖然發展蓬勃,但五花八門的加盟品牌著實讓加盟主感到

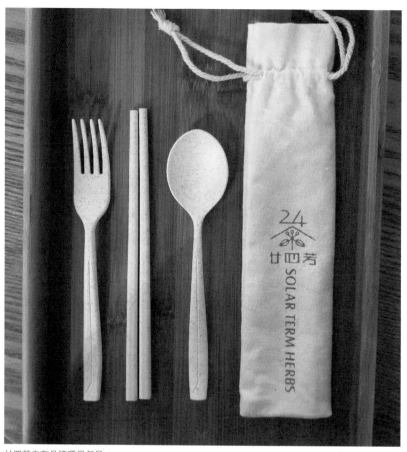

廿四芳自有品牌環保餐具。

眼花撩亂,常常是被誇大的獲利分析所誘惑,淪為幫加盟總部打工的假老闆。事實上,專業連鎖加盟品牌的正確經營心態是:分攤經營與管理風險,加盟總部要懷抱利他的觀念,幫助加盟者賺錢,如此才能創建利他共好的結盟系統。

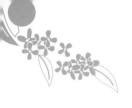

無毒耕種打造模範古鎮

　　友善環境從土地開始，「無毒耕種」一直是我在耕耘中草藥市場最為重視的源頭，近年在大陸各地奔走，對於這塊大陸有新的體認，發現當地部分農友已實行無毒耕種。根據美國國家航太總署（NASA）去年（2019）2月發布的最新圖片，指出從 1970 至 1990 年間，一向被認為植被綠化管理很差的印度和大陸，近 20 年來成為綠化地區增長最多的國家。其中，大陸為了減少土壤侵蝕、空氣污染和氣候變化，積極投入保護及擴大種植森林的計畫，為其在全球綠化中的卓越貢獻。加上自 2000 年起隨著耕種技術得到改善，土地種植綠葉的面積及採收

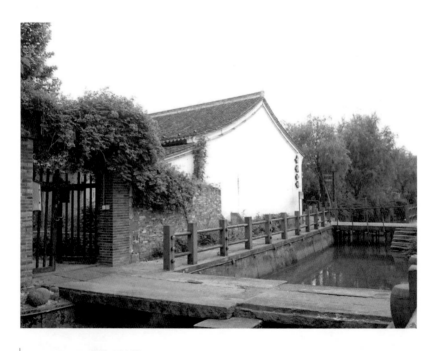

的糧食產量增加了約 35 至 40%，得以滿足大量人口的需求，也是綠化面積增加的原因之一。

　　我將在加拿大居住時學過的堆肥技術與慈溪旅遊局分享，一來能減少廚餘處理，二來能創造有機肥，三則於當地建立以有機肥取代化肥和農藥的施作，只要找一塊地就能進行，將「土地優化」的概念落實於生活，優化後的土壤能讓當地人取用回家栽種作物。同時規劃推出「你喝茶、我種樹、愛地球」活動，廿四芳每賣出一杯茶，即撥出部分利潤作為植樹經費。偶爾在下午的時候，我們也帶著幾位長者撿垃圾，維護環境之餘也有活絡筋骨之效，為當地帶來健康養生的氣息。

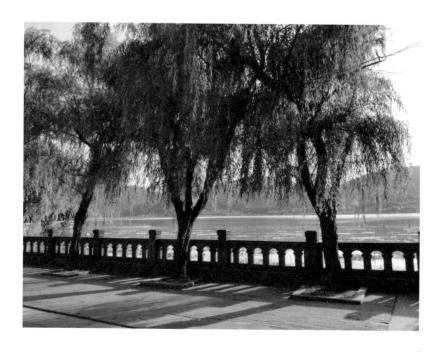

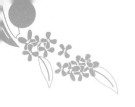

　因緣際會來到慈溪景區開設廿四芳，身為認同 B 型企業運動的推動者，我希望天一本草不只是把商業模式帶到大陸，能為當地建設盡一份心力，讓這裡成為一個特色小鎮、模範古鎮，乃至別人會想爭相模仿的對象。當我們願意以利他為出發點，便能營造一股共好的社會氛圍，持續發酵。

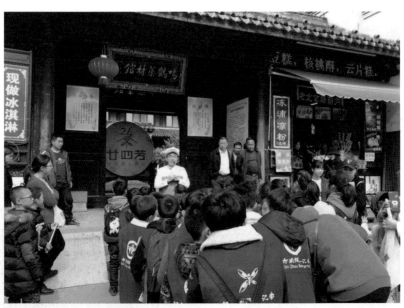

廿四芳為團體客人提供導覽服務。

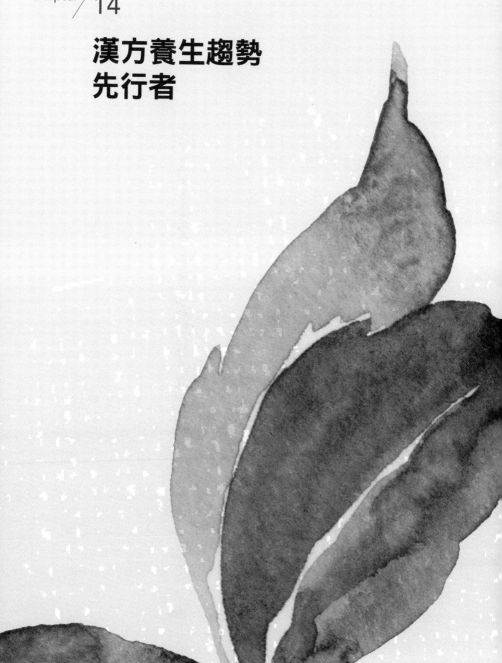

Chapter 14

漢方養生趨勢
先行者

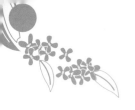

成立養生飲品品牌「茗京萃」也就幾年前的事，還記得當時幾位台灣同業朋友笑話我：「你一個藥廠不專心做藥，跑去做飲品？」的確，一個是科學製藥產業的老藥廠、一個是可能會被歸類到餐飲業的新品牌，兩者的營業規模無法比擬，任誰都會感到匪夷所思，包含自家藥廠團隊起初也不是那麼贊同我另闢新戰場。

欲成為業界領頭羊，經營者的心理韌性要極強，才能夠不受他人影響，專注投入於自己所預見的趨勢。經營茗京萃大概虧了約 4 年，進駐大陸創立廿四芳時也燒了不少錢，在周遭反對聲浪四起時，只有我一個人想以養生策略投入預防醫學市場，如同當初看準了龜鹿御品有商機，就堅持做到底，越困難的事，我越有耐性慢慢把它做好。

　　這些反對的人，他們看不清的是歐盟對中藥及中藥保健品仍實施嚴密的進口壁壘，實為中醫藥邁向國際化難以突破的困境；他們看不懂的是草本養生飲品跳脫了嚴格規範的框架，確確實實地走入人們的生活，下一步將要推廣到世界各地去了。

　　開創養生草本飲品，我很肯定是個值得深耕的藍海市場，也早已預料到以我向來求好心切的做事風格，遇上現今商業環境愈加艱困的局勢，作為「漢方養生飲品的先行者」，這條路不是那麼容易走，更不用說接下來定會有中、西藥廠甚或跨領域產業跟進。但大陸最大市值的阿里巴巴創始人馬雲，曾在預測未來產業時表示：「下一個可以超越我的人，一定誕生於大健康產業。」這句話顯示了他對大健康產業前景的看好。

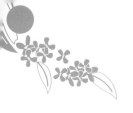

找到你身體的 Mr. Right

「Drink Right, Life Right」是推廣漢方養生飲品欲傳達的宗旨，喝對就是養生！忙碌的現代人往往侷限於努力向上的普世價值，忘卻自己的需求，忽視了我們只有一副身體，而這副身體還會隨著個人的使用方式、年齡增長，日漸衰老。然而，多數人沉浸於高油高鹽高糖食物帶來一時的小確幸，選擇逃避這些不健康食物對身體帶來的負擔。

根據衛福部統計處 2018 年的公告，台灣人 10 大死因以慢性病為最高占比，盛行率是平均每 4 人至少有 1 人呈現三高徵兆，導致台灣有 1/3 的人活不過 65 歲。要強調的一點是，慢性病並不是老年人的專利，許多慢性病已有年輕化的趨勢，熬夜、睡眠不足等不良生活型態，加上油炸、甜食的飲食習慣，都將種下慢性病禍根。比起人口老化帶來的長照重擔，因慢性病導致一堆併發症，沒有好好照顧自己，而提早離開人世的狀況，堪稱是現代人的最大痛點。

面對慢性疾病患者數目之龐大，我們是否想過：其實這些慢性病是可預防、控制的？也就是本書一開始一再強調的預防醫學觀念，而漢方飲品市場即試圖掌握「喝對，你的生活就對」，教育消費者從日常生活開始保養身體，延緩不可逆的身體機能衰敗。

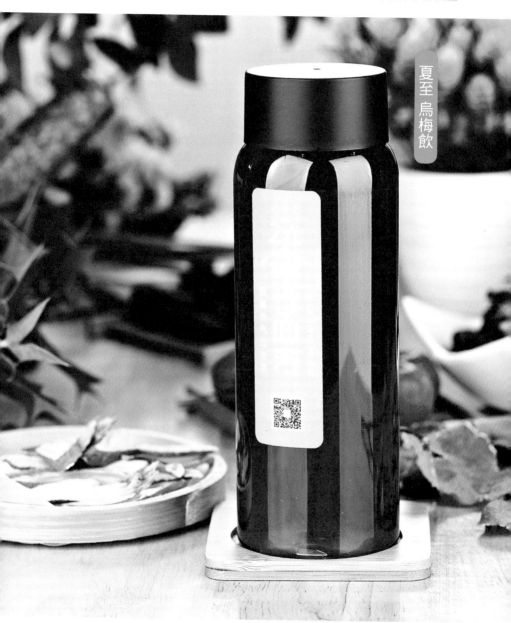

夏至 烏梅飲

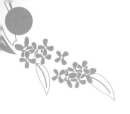

破千億茶飲市場商機

　　連鎖手搖飲料店為台灣創造出另類經濟奇蹟，根據財政部統計全台冰果冷飲店的營業額狀況，自 2013 年以來每年成長 12% 以上，且逐年攀升。如今，台灣人一年可以喝掉 10 億杯的手搖飲料，以平均售價 50 元計算，相當於 500 億元的消費金額。而登記在案的冰果冷飲店家數，也已達 1 萬 7 千家，密度可謂比便利商店還要高，連鎖手搖飲料店正式宣告進入戰國時代。一番榮景之後就是隱憂的顯現，蓬勃發展已讓市場趨近飽和狀態，甚或可說是在固定的一塊大餅中瓜分利潤，誰多一點誰少一點而已，品牌出走已成定局。

　　那麼大陸市場又是如何呢？美團點評商業智能部出品的《2017 中國飲品店發展報告》根據凱度消費者指數對中國 25 個城市 15 歲到 45 歲消費者的採樣統計，推估大陸茶飲市場規模應超過千億人民幣。

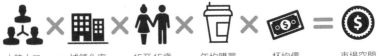

大陸人口	城鎮化率	15至45歲	年均購買	杯均價	市場空間
13.83億	57.35%	56.71%	14.3杯	15.2元	978億元

　　不過，該數據資料也顯示大陸手搖飲市場愈發激烈的競爭，導致關店數倍增，甚至關店數已超過新開店數，之中最明顯的當屬一線城市的新開店增長數出現了疲乏樣態，唯二線城市或小城市的中產消費熱情仍在發展中，值得探勘經營。

　　曾有手搖飲專家指出，新興品牌如果 1 至 3 年內沒做出規模，很容易被洗牌；即便順利生存下來，如果沒有夠強的總部作後盾、沒有能預測市場的研發能力，開店後的壽命也大多在 3 至 5 年，便會從市場上說掰掰了。追根究柢，實在是因為手搖飲品牌的可替代性太高，對消費者來說，給不了非哪個品牌不喝的忠誠度。

　　兩岸的手搖茶市場規模雖大，但在研發上也日漸走入死胡同，從茶的基底調和、各種珍珠配料、手炒黑糖、漸層色系飲料到加入新鮮水果偽裝健康概念的手法，似乎已經玩不出新花樣，更重要的是這些飲品對人們來說，都不是適合每天喝的飲品。只要仔細觀察現行飲料業發展的前景，不難預測到健康意識正在崛起，真正適合每天喝的東西，除了白開水，就是草本飲品了！

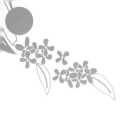

健康飲品成長幅度超前

說起香港最具代表性的飲品，非「絲襪奶茶」莫屬！香港人每年平均喝掉 10 億杯奶茶，從斯里蘭卡採購的錫蘭紅茶葉數量亦是逐年攀升，而「港式奶茶製作技藝」更於 2014 年為聯合國教科文組織列入「非物質文化遺產代表作名錄」。再看以製作與品嚐啤酒聞名的比利時，其境內有近 1500 種不同發酵方式釀造的啤酒，「比利時啤酒文化」也於 2016 年列入非物質文化遺產。

2015 年秋季，我在台北創立了漢方飲品品牌——茗京萃，隔年聯合國教科文組織將中國傳統代表一整年時令運行的「二十四節氣」列為非物質文化遺產，一個月後，就有大陸企業跨海找上我們尋求合作。不得不佩服對岸資本家對於商業趨勢的敏銳度和執行力，但當時因對方為西藥背景出身，洽談過程明顯感受到雙方經營理念上的差異性，遂無進一步的合作。當然，我很清楚要測試市場最快的方式就是進駐大陸市場，不用整個大陸 13.83 億的人口，光是一個二三線城市，高低優劣立馬分曉。只是大陸幅員遼闊，商場深似海，口袋也得夠深才行，要選在哪個城市作為首發據點？又該如何開始？要與當地企業合作？還是憑一己之力細細估量？……這些疑問在我腦中持續盤旋。以做傳統產業出身來說，我算是很敢衝的人，但相較於獵鷹般的投資人講求快狠準的商業爆發力，我還是保守得多，只是我也不急，找到對的人、等待好的機會更重要。

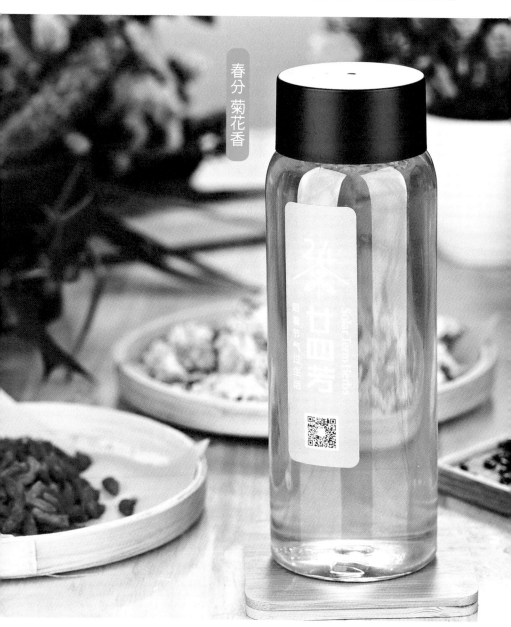

春分 菊花香

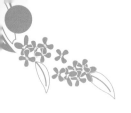

　我沒有選擇連鎖手搖飲品牌砸大錢跑馬圈地的作法,而是默默耕耘4年,籌備後勤分工的服務流程,建立能快速學習的完整 know-how,也成功克服台灣海峽之隔,將戰線拉進了大陸,誰才是飲料業界的明日之星?我想,資本家精準的投資眼光已給出答案。

　在大陸,「90後」成為新式茶飲消費群體的主體,占了90%,究其原因,不外乎是(1)產品品質的升級、(2)時尚個性化的行銷包裝、(3)社交需求的滿足等三大因素,讓新式茶飲迅速占領年輕消費群體市場,自然也受到資本家的青睞。但從近年對岸資本家聯絡訪台的頻繁程度,我確切感受到他們對於結合24節氣養生觀念的漢方草本飲品,抱持極高度的關注。而為了避免被連鎖手搖飲模糊化,我們的經營定位具備四大差異化特色:

一、**健康養生的品牌定位**:以漢方草本飲品為主軸,人文精神與古老節氣智慧的文化符號為底蘊,嚴選對消費者有益的品牌結盟,超越族群與年齡層的限制,形塑能輕鬆融入消費者日常的養生調理觀念,讓草本生活成為品味生活的象徵。

二、**友善環境的原料品質**:逾30年老藥廠的背景經驗,視友善環境/耕作為企業重要任務,重視原料供應的上游溯源管理,親自把控草本原料品質,同時具備研判草本功效與炮製中藥材的能力。

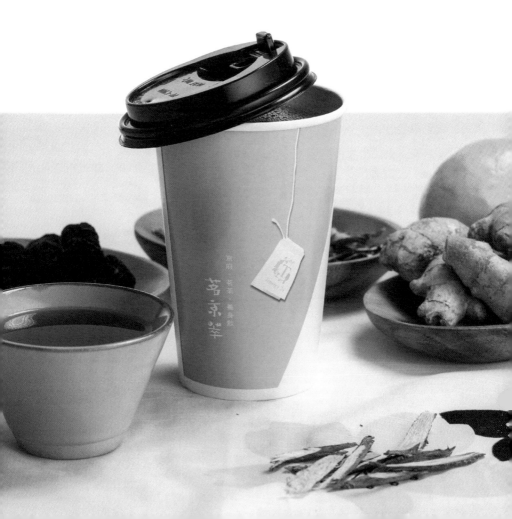

生華物語

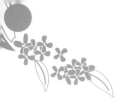

三、持續升級的多元品項：有別於一般餐飲品牌為滿足並豐富消費需求，而使自身品項界線模糊，我們以預防醫學為主軸，延伸出藥膳餐、草本飲品、足浴等多元品項，也因應節日或送禮需求推出伴手禮盒。只要消費者萌生健康需求，就與茗京萃／廿四芳畫上等號，打造全方位生活化健康概念店。

四、現代人的便利健康補給站：雖然大部分現代人都具備相當程度的保養觀念，但「知道」與「執行」往往是兩回事，許多人可能買了不少保健品卻常常是忘了吃。漢方節氣飲品的實體店鋪開設，就是希望走入忙碌上班族的日常，透過餐點、飲品的方式將藥食同源的養生之道化於無形。實際營運後，不少企業老闆改選擇訂購漢方節氣飲品以取代手搖飲料慰勞下屬，主動為員工健康把關，形塑職場健康觀念。

在一家企業中有能力的人很多，但真正稱得上出色領導者還是少數，並非人人都具備領導者特質。《別再管了！溝通才是最好的領導》作者凱文‧莫瑞（Kevin Murray）在訪談超過 50 位企業領導者後，統整出領導者的 10 大特質：

1. 天生就具備智慧與能力，能從策略性的角度思考；
2. 有能力選擇適合的人，並能讓他們進行調整，契合要推動的志業；
3. 有能力激勵他人，讓他人願意和你並肩合作；

4. 善於與人交往，能營造強而有力的文化及共通價值觀；

5. 有強烈的使命感；

6. 正直、真實、價值觀強烈、誠實、開放且有好奇心；

7. 在特定的領域表現傑出（具備他們所領導企業的相關知識與
　 經驗）；

8. 精力充沛、有魄力、彈性大且堅持不懈；

9. 數字能力強，並著重績效與成果；

10. 樂觀、雄心萬丈且願意「賭大把」。

　　如果有機會就近觀察陳慧娟，你會發現她紮紮實實地具備了
這些領導者的優秀特質，遇到困難時，反而願意更努力的找出
方法解決，當下無法解決的事情，也能適時放下再觀察。不畏
艱難，勇於求新的處世態度，讓很多企業大老直呼陳慧娟是商
場女強人。

　　但真正令人欽佩的是她堅持心存善念、積極於志業的那份理
念。陳慧娟曾說：「我不是女強人，只是熱愛工作而已；經營
企業當然要賺錢，可是不能把『賺錢』當作唯一目標，因為如
果目光只放在賺錢，你的所有利益、概念都不對了。」

　　一直以來陳慧娟經營企業的方針是以實踐「利他」為前提，
不管是推廣科學中藥、保健食品或 24 節氣飲品，她常告訴夥伴：
「不要推銷顧客不需要的東西，你要賣的是你的專業，協助顧
客得到真正適合他的產品，從肝、心、脾、肺、腎等五臟去了解，
怎麼樣才是對他好。」

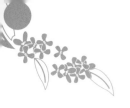

「中醫藥養生 +」前進大灣區

2018 年 10 月，我隨亞太聯盟總商會（台灣）會長蔡國安先生一同出席粵港澳大灣區大健康產業項目交流會，此行主要目的是造訪、考察位於廣州市南沙區的霍英東鶴年堂中醫城，探討建設大健康產業國際品牌總部示範基地，此一合作項目致力於「中醫藥養生 +」的發展模式，剛好與我的經營理念不謀而合。其意在引進沿線地區大健康產業的國際一線品牌入駐中醫城大健康產業孵化平台，同步輸出平台內的中醫藥養生文化產業成果至沿線國家，達成彼此的資源共享。

我身為台灣亞太聯盟商會的一員，也是當中唯一經營中草藥領域的企業，兼具深耕科學濃縮中藥與以預防醫學為出發點的生活化養生飲品兩大面向，故在此一交流會上備受關注。我對該區發展的重視，源自大陸於 2015 年提出「粵港澳大灣區」概念，目標是充分發揮深圳前海、廣州南沙、珠海橫琴、福建平潭等開放合作區作用，期望跳脫城市本位思考，推動中國內陸與港澳合作和對外開放的地位與功能。其中，香港將扮演提供金融、航運和貿易服務的角色，並著重於創新科技和創意產業領域。也就是說，未來可望透過大健康產業示範基地為天一相關企業闢出一條康莊大道。

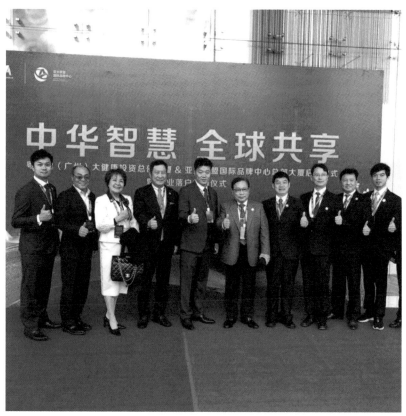

陳慧娟以台灣亞太聯盟商會成員身分，參與粵港澳大灣區大健康產業項目交流會。

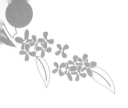

廿四芳北上青島展身手

2019 年 10 月，廿四芳迎來好消息，於山東省青島市即墨區的即墨古城開設第二間店。即墨古城，不同於純屬風景旅遊區的鳴鶴古鎮，它是即墨市區東關街上一座深具歷史意義的古城，近年成為城市再造的項目之一，以打造一座有溫度的古城為訴求。現為當地人主要休閒區，亦不乏外地旅客，光是 2019 年春節期間，就有 90 餘萬市民遊客造訪古城。過往青島旅遊都集中於前海一線和嶗山區，而今即墨古城的復興為青島的文化高度做出突破，大幅提升旅遊產業貢獻度。

廿四芳進駐的契機，源自於過去在鳴鶴古鎮耕耘點滴受到青島夥伴的關注。青島夥伴具有公益精神、環保志工背景，早期也曾多次來台參與相關服務活動，這一次能順利展開合作的關鍵，無非是他們受到台灣人苦幹實做的工作態度所吸引。還記得初見面，我便把話講得明白：「如果你們的企圖心只是開一家能賺錢的店，請等我找到代理商再加盟。我不急著開分店，燒錢燒這麼久還能這麼堅持，為的就是現階段能培育出經營事業的種子，懷抱理念、夠堅持的人才能真正為廿四芳打穩基礎。」

為什麼懷抱理念且有堅持之心這麼重要？因為沒有理念、堅持不住，很容易就被市場淘汰。多少中小企業被薄利多銷這 4 個字害慘，一旦陷進價格戰的泥沼便抽不開身，甚至被吞噬。

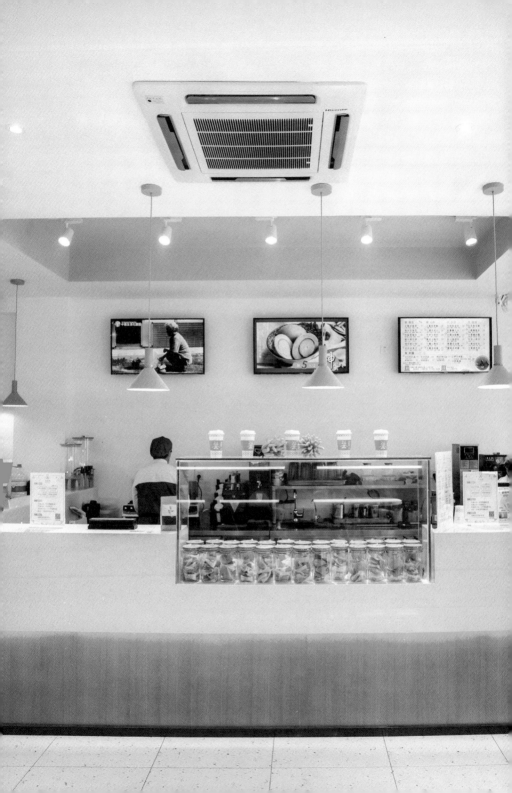

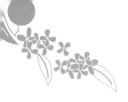

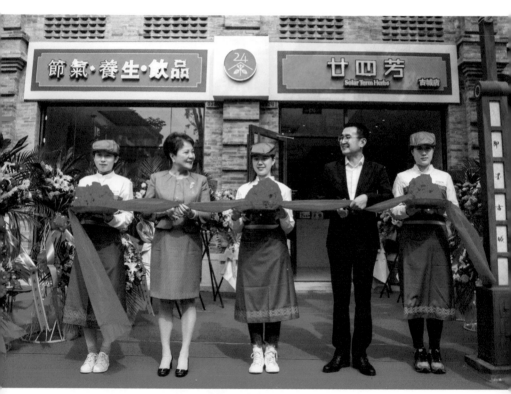

廿四芳於大陸的第二間店落腳青島，陳慧娟出席開幕剪綵活動。

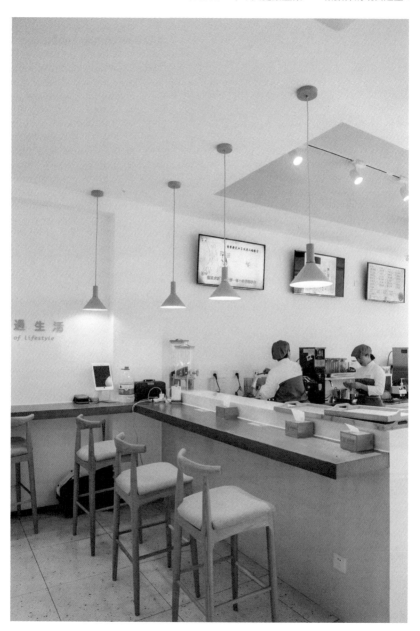

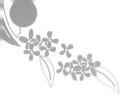

　　漢方節氣飲品要展現的是「價值」——喝這杯飲品的附加價值是什麼？承襲二十四節氣與農作、十二時辰與五臟六腑的漢方智慧，所展現的無形文化價值是天一本草最大的市場區隔，也是我們為全人類打造出的健康產業入口。文化價值觀會影響經營者的行為與決策，建立明確的企業文化，繼而體現於每一位夥伴的行為面，這是真切且騙不了人的。所以何謂企業文化？品牌價值從何而來又該往哪走？必須要非常清楚。

　　我的堅持就是如此，你要我偏一點，我做不出來，這就是價值。堅持價值之外，服務態度要有品質，工作態度要懷抱熱忱。對企業文化與品牌價值擁有切實的體認，才能將漢方節氣飲品落實於生活食療的推展工作，進而邁向真正的預防醫學。

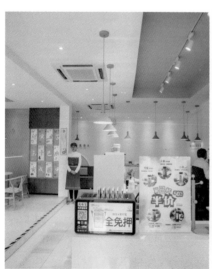
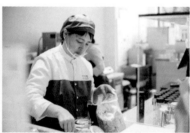
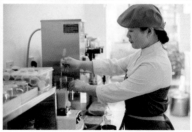

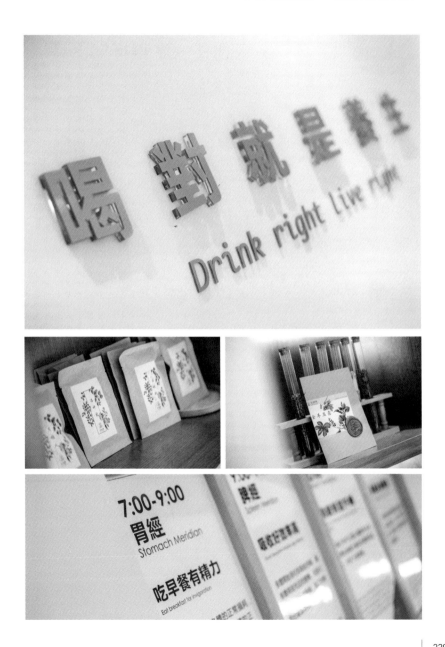

Milestones
從天一藥廠到天一本草行腳歷程

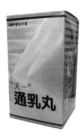

1990s
- 明星商品「天一通乳丸」熱銷全台

1983
- 一群中醫師、中藥商，成立天一藥廠，發展醫師所需的中藥品

1991
- 張次郎等中醫師股東促成中藥加入公保給付

1985
- 陳慧娟成立全台首家中醫坐月子中心

1994
- 促成中藥加入勞保給付

1986
- 天一藥廠為第一家通過衛生署G.M.P.中藥廠評鑑審核

1995
- 藥廠增設食品製造部
- 受証為健保給付中藥廠

1989
- 陳三元接任天一藥廠董事長

1990

1980

2000

2009
- 陳慧娟升任天一藥廠總經理，並走入偏鄉以中醫義診為切入點做公益
- 通過 ISO9001：2008 認證
- 至 2011 連續 3 年通過政府專案，持續研發第二型糖尿病患營養補充品「御可康」
- 與亞太中小動物協會合作，開創「FORPET 寵物寶」品牌

2007
- 陳慧娟從加拿大返台定居，隔年即擔任董事長特助

2006
- 榮獲「正記消痔丸」指定代工

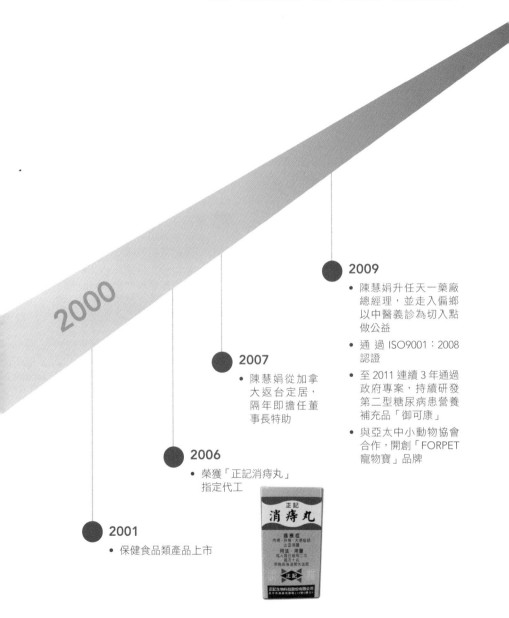

2001
- 保健食品類產品上市

Tenergy®
天一本草

2010
- 天一藥廠開創「Tenergy 天一本草」新品牌，積極實踐「中藥生活化」具體方針

2011
- 推出「產後調理禮盒」，與知名雜誌《嬰兒與母親》合作試用申請活動

2012
- 結盟有機商店通路商「康健生機」
- 榮獲「中美製藥」指定代工

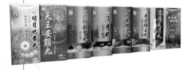

2013
- 天一本草生物科技股份有限公司成立

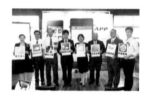

2014
- 成立「中藥生活化園區」並通過政府觀光工廠評鑑
- 成立天一藥廠馬來西亞分公司
- 與中衛中心、鴻鼎資訊專案開發「掌中醫 APP」行動服務平台

2010

2020~ 願景

- 「以節氣為主的客製化調配飲品系統」於台灣申請「新型專利」，申請號 109202145；於大陸申請「發明專利」，申請號 202010118711.4
- 成為全球漢方草本第一品牌
- 將中醫藥文化推展到全世界

2019

- 導入 AI 經脈儀，成為茗京萃門市會員服務
- 10 月廿四芳第二家店進駐山東青島即墨古城

2018

- 於大陸慈溪開創漢方連鎖飲品「廿四芳」

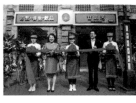

2017

- 陳慧娟帶領天一藥廠於第 14 屆國家品牌玉山獎勇奪「傑出企業領導人」大獎

2016

- 經營品牌電子商務

2015

- 陳慧娟同時榮獲「第 4 屆女性創業菁英賽菁英組季軍」與「第 4 屆菁英領袖獎」
- 於台北成立漢方節氣茶飲品牌「茗京萃」

子宮環境與卵巢健康是女性健康的起點
人工、自然流產、產後恢復調理你做好了嗎?

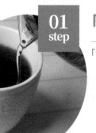

01 step

「生華」新陳代謝包

「一階昇華」新陳代謝,幫助新陳代謝,促進女性機能順暢,活絡新生。

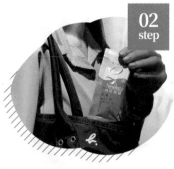

02 step

「時珍」循序溫補包

「二階時珍」循序溫補,溫和協調取得平衡,養顏美容,賦予青春光彩。

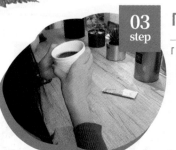

03 step

「全然」漸進熱補包

「三階全然」漸進熱補,給予最全面的滋養,增強體力,元氣補滿。

愛小月
全方位調理組

天一本草承繼傳統中醫藥的食養精神,運用草本萃取的專長,針對女性所需的營養,設計了【排】【補】【息】的循環機制。

在歷經孕期或是我們平日工作勞累、飲食習慣、作息的交互影響下,產後、小產、冰山美人、每月的不爽…等,都能透過愛小月全方位調理的養美配方,找回原本的健康與美麗。

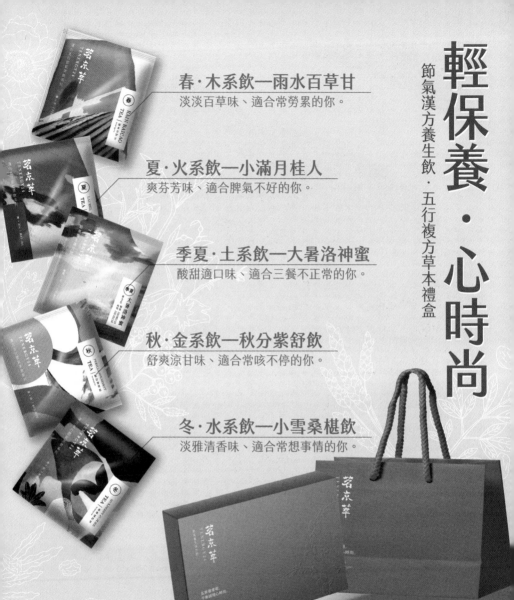

輕保養・心時尚

節氣漢方養生飲・五行複方草本禮盒

春・木系飲—雨水百草甘
淡淡百草味、適合常勞累的你。

夏・火系飲—小滿月桂人
爽芬芳味、適合脾氣不好的你。

季夏・土系飲—大暑洛神蜜
酸甜適口味、適合三餐不正常的你。

秋・金系飲—秋分紫舒飲
舒爽涼甘味、適合常咳不停的你。

冬・水系飲—小雪桑椹飲
淡雅清香味、適合常想事情的你。

五行複方・特調好滋味

以五行為概念輔以節氣流轉，揉合古典中草藥、天然草本，強調複合配方、素材效益，兼顧口感。經過無數次的試驗揉合成特調好滋味。每天任選飲用，幫助五臟六腑依循五行原則輪流滋養；實踐漢方生活化，是茗京萃的草樂之道。

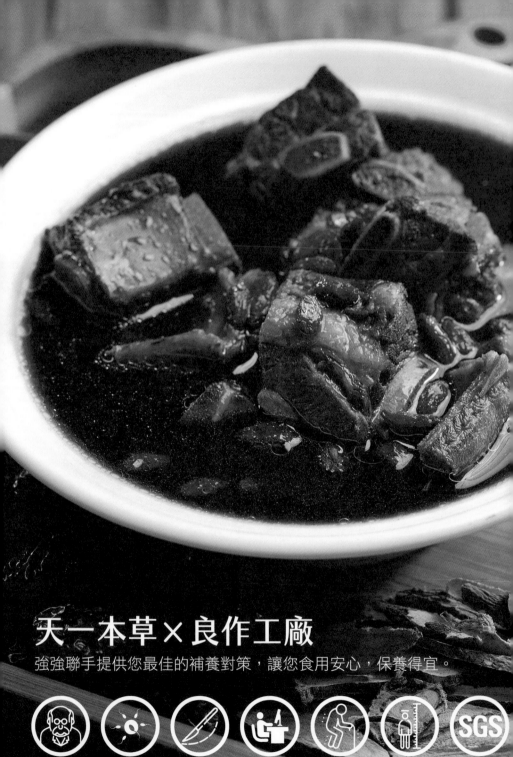

天一本草 × 良作工廠

強強聯手提供您最佳的補養對策，讓您食用安心，保養得宜。

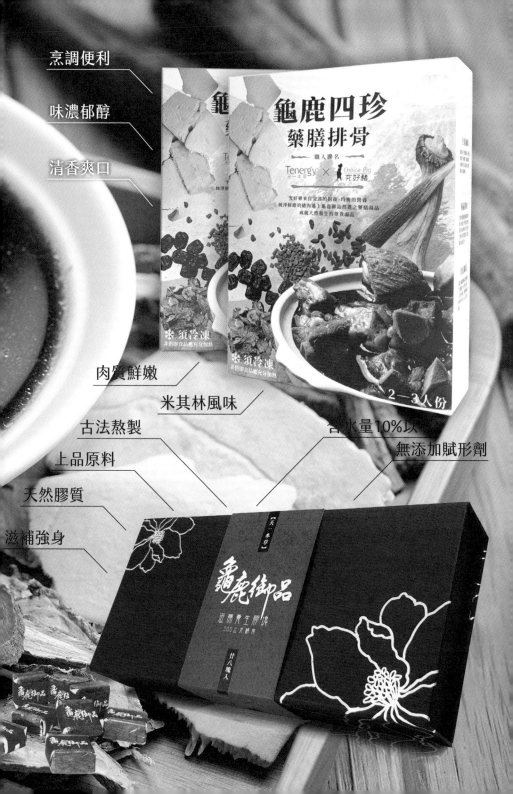

烹調便利

味濃郁醇

清香爽口

龜鹿四珍
藥膳排骨

職人聯名

Tenergy天一本草 × Choice Pig 究好豬

究好豬米自定源的阿薩·巧熬的菁香
純淨鮮醇的豬肉遇上龜造御品熬煮之蟹膳湯品
成就天然養生的尊貴湯品

※須冷凍
非供即食品應充分加熱

2—3人份

肉質鮮嫩

米其林風味

古法熬製

上品原料

天然膠質

滋補強身

含水量10%以

無添加賦形劑

「天一本草」

龜鹿御品
逆齡養生膠塊
300公克精裝

廿八塊入

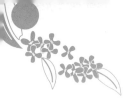

喝對，就是養生
天一本草的真心與創新

作者｜陳慧娟

特約主編暨文字整理｜陳佩宜

特約助理編輯｜郭敏鈺

特約美術設計｜羅亞創意設計／羅雲高

主編｜謝昭儀

印刷｜科億印刷股份有限公司

出版社｜文經出版社有限公司

地址｜ 241 新北市三重區光復路一段 61 巷 27 號 11 樓 A（鴻運大樓）

電話｜ (02)2278-3158、(02)2278-3338

傳真｜ (02)2278-3168

E-mail ｜ cosmax27@ms76.hinet.net

法律顧問｜鄭玉燦律師　(02)291-55229

發行日｜ 2020 年 04 月初版一刷

定價｜新台幣 360 元

國家圖書館出版品預行編目 (CIP) 資料

喝對，就是養生：天一本草的真心與創新 / 陳慧
娟著 . -- 初版 . -- 新北市：文經社，2020.04
　　面；　公分 . -- (富翁系列；22)
　　ISBN 978-957-663-785-8(平裝)

1. 中醫 2. 養生 3. 節氣

413.21　　　　　　　　　　　　109001950

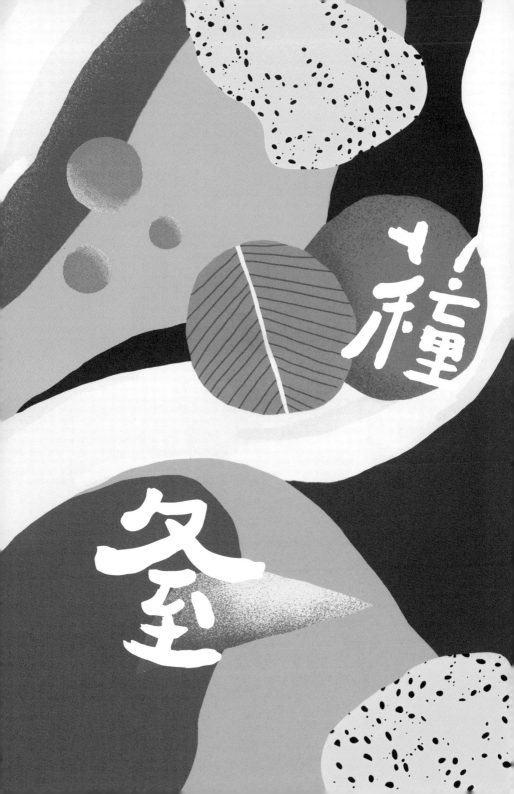

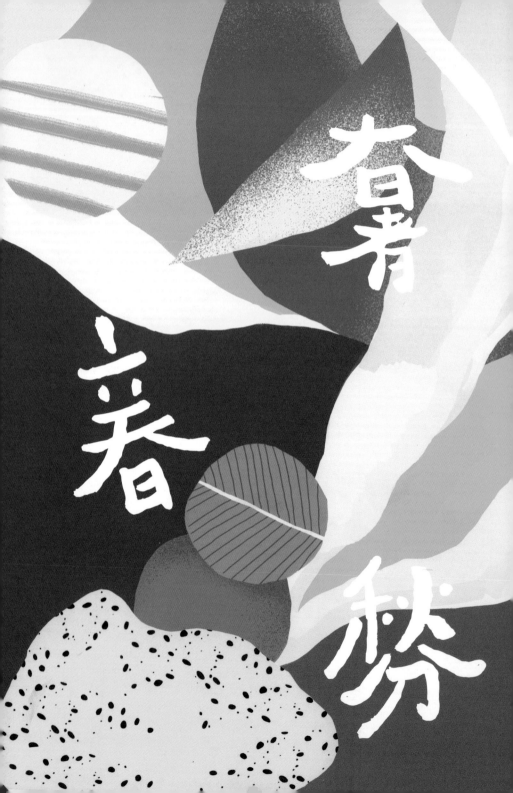